Victor Bott
Henning M. Schramm

MENSCH UND HEILMITTEL

ZU DIESEM BUCH

Das vorliegende Buch zur anthroposophisch orientierten Medizin gliedert sich in einen *allgemeinen* und einen *praktischen* Teil. Der allgemeine Teil ist erwachsen aus Vorträgen, die gehalten wurden für in der Krankenpflege tätige Menschen. Er wendet sich jedoch auch an Laien, die an medizinischen Fragen interessiert sind, und führt daher in allgemeinverständlicher Art in die Grundbegriffe der anthroposophisch orientierten Medizin ein. Er versucht deutlich zu machen, daß diese Medizin «menschengemäß» ist: Sie ist eine *spirituelle Medizin*, die das Individuell-Geistige des Menschen mitberücksichtigt. Sie ist eine *freie Medizin*, die immer mit dem Werdenden im Menschen und in der Natur arbeitet. Sie ist eine *christliche Medizin*, indem sie Wissenschaft wieder mit Kunst und Religion vereinigt und so zur *Heilkunst* wird. Diese verschiedenen Aspekte werden zunächst aus der Sicht der anthroposophischen Menschenkunde begründet und dann an typischen Krankheitsbeispielen verdeutlicht.

Der praktische Teil ist als Nachschlagewerk für eine sinnvolle Selbstmedikation konzipiert. Die Hinweise basieren auf den umfangreichen Praxiserfahrungen von Dr. med. Victor Bott. Er ist einer der Pioniere der anthroposophischen Medizin in Frankreich und kann heute auf eine langjährige Praxis als Allgemeinarzt zurückblicken. Seine Ratschläge sind einfach anwendbar und setzen keine medizinischen Kenntnisse voraus, die über ein Allgemeinwissen auf diesem Gebiet hinausgehen. Sie behandeln Krankheiten, die sich für die Selbstmedikation eignen, zeigen aber auch deren Grenzen auf. Die Ratschläge werden nicht einfach in dem Sinne gegeben, daß Erkrankungen schnellstens mit natürlichen Mitteln überwunden werden können und sollen, sondern sie zeigen auch, daß jedes Krankheitsgeschehen immer bestimmte neue Entwicklungsmöglichkeiten in sich birgt und nicht als «Panne» oder «Defekt» im Leben des Betroffenen, sondern als etwas für ihn Bedeutungsvolles anzusehen ist.

Victor Bott
Henning M. Schramm

Mensch und Heilmittel

Handbuch und Ratgeber zur Behandlung mit anthroposophischen Heilmitteln

Novalis Verlag

© 1992
Alle Rechte vorbehalten
Novalis Verlag AG
CH-8200 Schaffhausen
Umschlag: Johannes Klatt
Druck: Clausen & Bosse, Leck
ISBN 3-7214-0635-4

*Man lernt nichts kennen, als was man liebt,
und je tiefer und vollständiger
die Kenntnis werden soll,
desto stärker, kräftiger und lebendiger
muß Liebe, ja Leidenschaft sein.*

                                              Goethe

*Liebe, ja Leidenschaft, ist auch der
tiefste Grund der Artzeney.*

                                              Paracelsus

INHALT

Zur Einführung : Haben Krankheiten einen Sinn ?   9

**Anthroposophische Menschenkunde im Hinblick auf
ein neues Gesundheits- und Krankheitsverständnis**   11

- Was ist Gesundheit ?   11
- Der Mensch als Gesamtwesenheit. Die vier Wesensglieder   13
- Die menschenkundlichen Aspekte der Wesensglieder   16
- Das Temperament als eine Ausdrucksform der Wesensglieder   16
- Die funktionelle Dreigliederung und die dreifache Beziehung des Ich zur Umwelt   18
- Die polaren Grundkräfte und die Reaktionsmöglichkeiten des menschlichen Organismus   23
- Charaktertypologien   30
- Wahrnehmungen, Denkgewohnheiten, Weltanschauungen   37

**Krankheit und Heilmittel in der anthroposophisch
orientierten Medizin**   49

- Die inneren Ursachen der Krankheiten und ihre Diagnostik   49
- Krankheit als Naturprozeß und als kosmologischer Prozeß   55
- Pharmazeutische Herstellungsprozesse   61
- Metalle und Mineralien als Heilmittel   68
- Pflanzliche Heilmittel   74
- Heilmittel aus tierischen Substanzen   84
- Homöopathie und anthroposophisch orientierte Medizin   93
- Was heißt Heilung ?   105

Die Aufgabe einer Hausapotheke   109

Indikationen und Heilmittel 113
- Allergien 113
- Altersbeschwerden 116
- Atemwege, Erkrankungen der 120
- Augenerkrankungen 122
- Bewegungsorgane, Erkrankungen der 126
- Erkältungskrankheiten, Grippe 129
- Erschöpfung, Rekonvaleszenz 135
- Frauenkrankheiten 136
- Hals-, Nasen-, Ohren-Erkrankungen 139
- Hauterkrankungen 143
- Herz und Kreislauf, Erkrankungen von 147
- Kinderkrankheiten 152
- Kopfschmerz, Migräne 166
- Krebs 168
- Nervenentzündung, Neuralgien 169
- Nervliche und seelische Erkrankungen 170
- Nieren- und Blasen-Erkrankungen 173
- Reisekrankheit, Schwindel 176
- Schwangerschaft und Stillzeit 179
- Stoffwechsel-Erkrankungen 182
- Unfälle, Notfälle 184
- Verdauungssystem, Erkrankungen des 189
- Verletzungen, Wundbehandlung 198
- Zahnpflege 201

Indikationen-Verzeichnis 203

Präparate-Verzeichnis 207

Danksagung

Den Autoren ist es ein besonderes Anliegen, an dieser Stelle Frau Gertrud Ellenberger Dank zu sagen für ihre mit Sachkenntnis geleistete Hilfe bei den Übersetzungsarbeiten aus dem Französischen sowie beim Redigieren der Texte.

Ferner möchten sie Herrn Gmünder vom Novalis Verlag, der mit Verständnis für die Wünsche der Autoren das Buch realisiert hat, bestens danken.

Im Stein schläft Gott
In der Pflanze träumt Gott
Im Tier wacht Gott auf
Im Menschen lebt Gott

Eichendorff

ZUR EINFÜHRUNG: HABEN KRANKHEITEN EINEN SINN?

Diese Frage ist von grundlegender Bedeutung für beinahe jeden Menschen. Im allgemeinen ist es ja nicht so, daß eine Erkrankung, auch wenn sie zu kürzerer oder längerer Bettlägerigkeit zwingt, schon zum Anlaß genommen wird, über den *Sinn des Geschehens* nachzudenken. Für einen Menschen, dem allein der körperliche Aspekt wichtig ist, bedeutet Krankheit folgerichtig lediglich einen unliebsamen Zwischenfall, ein Unglück, und er wird versuchen, die damit verbundenen Unannehmlichkeiten so schnell als möglich zu beseitigen, gleich durch welches Mittel. Denn welchen Sinn könnte eine Krankheit wohl haben, wenn das Leben an sich sinnentleert, ja sinnlos erscheint?

Es braucht jedoch keine besondere Schulung, um zu erkennen, daß wir uns als Menschen nur entwickeln können, wenn wir uns bemühen, Probleme und Hindernisse, die das Schicksal uns in den Weg legt, wirklich zu meistern. Solche «Lebenshindernisse» können verglichen werden mit den Schwierigkeiten, die ein Kind beim Laufenlernen, ein Musiker beim Einüben einer Partitur, ein Alpinist bei einer Gipfelbezwingung überwinden muß. Das leicht Erreichbare nämlich läßt schnell erlahmen und würde Stillstand in der Entwicklung bewirken. Daher kann es sein - sollten wir die Anforderungen des Schicksals zurückweisen -, daß dieses uns zu etwas zwingt, was wir aus freiem Willen hätten vollbringen können. Es ist ähnlich wie beim Ordnunghalten in äußeren Dingen: Wer ungenau ist, muß eine weit größere Anstrengung machen, um wieder Ordnung zu schaffen. So gesehen, bedeutet «Schicksal» oder «Karma» im Grunde nur ein *folgerichtiges In-Ordnung-Bringen unserer Taten*, manchmal unmittelbar, meist ferner liegend, denn für die meisten Menschen überdauert ein solches «Ordnen des Schicksals» ein einziges Leben.

Verhält es sich nun mit einer Krankheit nicht ähnlich, vor allem dann, wenn wir ihre Ursachen nicht zu durchschauen vermögen? Krankheit sollte daher nie als Ungerechtigkeit empfunden werden, sondern vielmehr als *Prüfstein auf dem Schicksalsweg*, um in der Entwicklung weiterzukommen. Es sei hierzu auf die grundlegenden Erkenntnisse von *Rudolf Steiner*, dem Begründer der anthroposophisch orientierten Medizin, verwiesen, wie sie beispielsweise in seinem Buch «Wie erlangt man Erkenntnisse der höheren Welten?» und in den 1910 gehaltenen Vorträgen «Die Offenbarungen des Karma» dargestellt sind (Rudolf Steiner Gesamtausgabe, GA 10 und GA 120).

Wer sich überwinden kann, Krankheit anzunehmen, die oft harte Prüfung zu bestehen, der gewinnt auch an Kraft. Gewiß gelingt dies nicht immer, aber auf der Ebene der geistigen Entwicklung zählt letzten Endes weniger der Erfolg als die Bemühung.

ANTHROPOSOPHISCHE MENSCHENKUNDE IM HINBLICK AUF EIN NEUES GESUNDHEITS - UND KRANKHEITSVERSTÄNDNIS

Was ist Gesundheit ?

Es gibt Tugenden, die man, wie die Gesundheit, nicht eher schätzt, als bis man sie vermißt; von denen nicht eher die Rede ist, als wo sie fehlen. ...
Hammer zu sein, scheint jedem rühmlicher und wünschenswerter als Amboß, und doch, was gehört nicht dazu, diese unendlichen, immer wiederkehrenden Schläge auszuhalten. ...

Goethe

Da wir uns in diesem Handbuch und Ratgeber mit Krankheiten beschäftigen, müssen wir uns zunächst fragen, was unter *Gesundheit* zu verstehen ist. Meinen wir hiermit einfach die Abwesenheit von Krankheit? Sind wir der Ansicht, daß Gesundheit der Normalzustand sei, aus dem der Mensch durch einen «Befall» mit Krankheiten, z.B. durch bestimmte Krankheitserreger, gleichsam wie durch den hinterhältigen Angriff eines Fremdlings herausgerissen wird? Die Weltgesundheitsorganisation (WHO) definiert Gesundheit «als einen Zustand vollkommenen physischen, psychischen und sozialen Wohlbefindens». Ist hiermit das Wesentliche des Gesundseins erfaßt, oder unterliegen wir hier einem illusionären Denken, weil dieser Zustand praktisch nie erreicht werden kann? Beinhaltet diese Definition nicht bereits die trügerischen Elemente eines passiven Zustandes, und wird mit ihr nicht suggeriert, daß Gesundheit immer ein reiner «Haben»-Zustand sei, also keinen Verzicht, keine Entsagung und Selbstüberwindung erfordere?

Wenden wir uns zur Beantwortung dieser Fragen dem Gesundheits- und Krankheitsverständnis früherer Zeiten zu, z.B. jenem der alten Griechen. Sie verstanden Gesundheit als aktiven Zustand, bei welchem sich alle vier «Säfte» - und damit alle Kräfte des Körpers - in Harmonie befinden. Diesen Zustand nannten sie Eukrasie. Dieses Gleichgewicht war aber ein äußerst *dynamisches*, denn die «Säfte» selbst beinhalten in sich konträre Kräfte. Für ihre Ordnung war der einzelne weitgehend selbst verantwortlich; er mußte durch eigene Anstrengung, z.B. durch Körperertüchtigung und durch seelische Hygiene (Besonnenheit, Mäßigung, Verzichtleistung) ständig aktiv zu diesem Gleichgewicht beitragen. - Noch bis zum Beginn des 19. Jahrhunderts vertraten viele Ärzte diese Art von Gesundheitsverständnis.

Christoph W. von Hufeland, Arzt und Philosoph, der Goethe, Schiller, Herder und Wieland zu seinen Patienten zählte, war der Ansicht, daß Gesundheit dann vorherrsche, wenn sich «ein herrliches Gleichgewicht» sowohl über die physischen als die geistigen Funktionen ausbreite und keines auf Kosten des anderen lebe oder störe. Wird Gesundheit in diesem Sinne verstanden, dann bekommt nicht nur die Krankheit als Begriff einen neuen Sinn, auch die Prävention, die Gesunderhaltung und Vorbeugung gegen Krankheiten, erhält eine andere Bedeutung. Denn zu diesem Gleichgewicht kann aktiv durch richtige Ernährung und sinnvolle Körperertüchtigung, auf seelisch-geistiger Ebene durch künstlerische Tätigkeit und Entwicklung bestimmter «Tugenden» beigetragen werden. Tugenden muß man sich erringen, sie werden dem Menschen nicht einfach in die Wiege gelegt. Ein solches Gesundheitsverständnis ist somit kein bequemes und nicht frei von Anstrengungen. Goethe, der in seinem künstlerischen Lebenswerk ebenfalls das hier gemeinte Gesundheitsverständnis unter den verschiedensten Aspekten vertritt, entwickelt direkt die Parallele von Gesundheit und Tugend.

Auch dieser Ratgeber schließt sich diesem Gesundheitsverständnis an und versteht Krankheit nicht einfach als Abwesenheit von Gesundheit. Der Mensch hat immer krank- *und* gesundmachende Kräfte in sich; sie bedingen sich und müssen zu einem aktiven - dynamischen - Ausgleich kommen. Dann fühlt sich der Mensch gesund. Um diese Prozesse jedoch wirklich zu verstehen und mit ihnen praktisch umgehen zu können, bedarf es eines bedeutend umfassenderen Wissens um die menschliche Natur, als es die heutige Naturwissenschaft ermöglicht. Durch naturwissenschaftliche *und* geisteswissenschaftliche Gesichtspunkte muß ein neues Menschenbild erarbeitet werden, welches nicht nur lehrt, das alte Gesundheitsverständnis in zeitgemäßer Weise neu zu verstehen, sondern auch die Entwicklung moderner therapeutischer und präventiver Maßnahmen ermöglicht.

In den folgenden Kapiteln wird ein solches Menschenbild vorgestellt, wie es durch die Erkenntnisse Rudolf Steiners gefunden und in der anthroposophischen Geisteswissenschaft ausgearbeitet werden konnte und wie es auch als Grundlage für die Entwicklung der anthroposophisch erweiterten Medizin dient. Die folgenden Darstellungen sind vor allem auf solche Bereiche ausgerichtet, die jeder, auch der medizinisch nicht speziell geschulte Leser, aus der Beobachtung des alltäglichen Lebens seiner Umgebung, aber auch seiner selbst, nachvollziehen kann. Es handelt sich somit um Fragen zum Identitätserleben, zum Temperament, zum Charakter, zu verschiedenen Denkweisen und zu konstitutionellen Aspekten.

Der Mensch als Gesamtwesenheit. Die vier Wesensglieder

Mein bester Freund, mein Leib, der ist mein ärgster Feind,
Er bindet und hält mich auf, wie gut er's immer meint.
Ich haß und lieb ihn auch: und wenn es kommt zum Scheiden,
So reiß ich mich von ihm mit Freuden und mit Leiden.
                                        Angelus Silesius

Der Mensch weist nicht nur körperlich-materielle Aspekte auf - er spürt in sich auch *Lebensprozesse,* er ist von *Gefühlen und*

Empfindungen durchpulst, und er besitzt ein *Bewußtsein seiner Individualität*. Er ist, wie bereits dargelegt, begabt mit der Möglichkeit und der Kraft, sich zu wandeln und zu entwickeln. Solche Fähigkeiten fehlen dem nur Körperlich-Materiellen. Sie können daher vom materialistischen Denken oder seiner verfeinerten Form, dem energetischen Denken, die sich nur auf äußere Sinneswahrnehmungen bzw. Messungen stützen, auch nicht begriffen werden. Die menschliche Fähigkeit der seelisch-geistigen Wandlung ist jedoch eine Tatsache, und eine wirkliche *Erkenntnis vom Menschen* trägt ihr Rechnung, sonst würde sie diese Bezeichnung nicht verdienen.

Grundlage der anthroposophisch erweiterten Medizin ist denn auch ein Begreifen des Menschen in seinen verschiedenen Seinsebenen. Dabei sind mehrere methodische Vorgehensweisen möglich. Als erstes wollen wir hier den Menschen in seinen *vier Wesensgliedern* betrachten. Dies ermöglicht vor allem, die enge Beziehung des Menschen zu den Naturreichen aufzuzeigen und die Wirkungsweise der verschiedenen Heilmittel zu verstehen. Auf diese Aspekte kommen wir in den folgenden Kapiteln zu sprechen. Hier dagegen soll zunächst nur eine kurze Beschreibung der Wesensglieder gegeben werden:

- *Physischer Leib*. Dieser Teil des Menschen umfaßt alles Materielle, was nach Maß, Zahl und Gewicht definiert und analysiert werden kann. Das Befunddenken in der Medizin befaßt sich mit diesem Bereich.

- *Ätherleib*. Dieser Bereich wird auch *Lebensleib* genannt, weil er dem Körper die Lebendigkeit verleiht, der Begriff *Bildekräfteleib* trifft ebenfalls zu. Er beinhaltet die aufbauenden Stoffwechselprozesse, die Lebenserhaltung, Wachstum und Vermehrung bzw. Fortpflanzung bewirken. Der wesentliche Schritt von der Anorganik des Mineralischen zur Organik aller lebendigen Organismen ist das Ergebnis der Wirksamkeit des Lebensleibes. Damit Stoffwechselprozesse ablaufen können, ist Wasser notwendig, und der Ätherleib organisiert sich in den Lebewesen, auch im Menschen, sozusagen zum «Wasserorganismus». Die Gesetzmäßigkeiten, die hier herrschen, sind die gleichen, wie wir sie im Lebensbereich des Pflanzenreiches finden.

- *Astralleib.* Er ist im «Luftelement» organisiert. Er bedingt die Durchseelung des Organismus; indem dieser sich verinnerlicht, kann das Seelische in ihm leben. Nicht nur die Gefühle sind ein Ausdruck des Astralleibes, sondern auch die formalen Gesetzmäßigkeiten des menschlichen und des tierischen Organismus. Beim Tier ist alles, was es von der Pflanze unterscheidet, durch den Astralleib geprägt; an ihm können die Eigenschaften des Astralischen in ihrem urtümlichen Wesen und Wirken studiert werden.
- *Ich.* Dieses ist das spezifisch menschliche, von der Eigenart des einzelnen geprägte Wesensglied. Im Denken ermöglicht es Selbstbewußtsein, im Körper eine individuelle Durchformung. Es ist die Grundlage dafür, daß der Mensch die Gesetzmäßigkeiten der Natur erkennen und schöpferisch nützen kann. Dadurch vermag er seine Umwelt umzugestalten und sich über die Naturgrundlagen emporzuheben. Durch das «Wärmeelement» schafft sich das Ich auch die notwendige Grundlage im Physischen, gewissermaßen eine «Ich-Organisation». Eine solche wird durch den geistigen Bereich benötigt, der nicht nur im Denkerischen sich auslebt, sondern dem ganzen, auch dem leiblichen Menschen, ein individuelles Gepräge ermöglicht.

Jeder Mensch ist in einem bestimmten Verhältnis aus diesen vier Wesensgliedern konstituiert. Befinden sie sich in Harmonie, dann erlebt sich der Mensch als gesund. Geraten sie dagegen aus dem Gleichgewicht, dann äußert sich dies als Erkrankung.

Während des Schlafes ist das Verhältnis der Wesensglieder zueinander ein anderes als im Wachen, da sich die beiden oberen Wesensglieder Ich und Astralleib aus dem Gefüge herauslösen. In dieser Phase kann der Mensch kein Bewußtsein haben, sein Organismus wird nur vom Ätherleib impulsiert. Beim Aufwachen ziehen die oberen Wesensglieder wieder voll in den Organismus ein. Ebenso unterliegt das Gefüge der Wesensglieder im Laufe des Lebens einer inneren Dynamik. Ihr Verhältnis zueinander ändert sich, und dies kann zu besonderen Krisen und zu Phasen von Krankheitsanfälligkeit führen.

Die menschenkundlichen Aspekte der Wesensglieder

Bei jedem Menschen stehen die vier Wesensglieder in einem anderen dynamischen Verhältnis zueinander. Hierdurch entstehen - spezifisch für den einzelnen Menschen - seine Konstitution und seine Temperamentsanlage, sein Charaktertyp und seine ureigensten Denk- und Wahrnehmungsgewohnheiten. Wie Erscheinung und Ausdrucksmöglichkeiten eines Menschen, die sich seiner Umwelt mitteilen, mit seinen vier Wesensgliedern zusammenhängen, dadurch aber auch bestimmte Krankheitsneigungen sich ergeben können, soll im folgenden dargestellt werden. Der Realitätsbezug für das Verständnis des Menschen in Gesundheits- und Krankheitsphasen wird damit deutlich.

Das Temperament als eine Ausdrucksform der Wesensglieder

Das Temperament hat vierfach zwar geschieden
Der Menschen Denk- und Sinnesart,
Doch eine Liebe gibt es nur hienieden,
Die alles ausgleicht, alles paart.

Nestroy

Die Zuordnung von bestimmten Reaktionsweisen des täglichen Lebens zu den vier Temperamenten wurde schon in der Antike praktiziert und ist erst durch das Vordringen des naturwissenschaftlichen Denkens in der Neuzeit aus Lehrbuch und Unterrichtsstoff verdrängt worden.

An den vier Temperamenten *Choleriker, Sanguiniker, Phlegmatiker, Melancholiker* können bestimmte Aspekte der Wesensglieder deutlich gemacht werden. Die Temperamente entstehen dadurch, daß im Ätherleib ein bestimmtes Wesensglied sich besonders eingeprägt hat. Wenn die Ich-Organisation sich besonders einprägt, äußert sich dies als cholerisches Temperament, wenn der Astralleib dominiert, als sanguinisches. Ist dagegen der Ätherleib selbst gegenüber den anderen Wesensgliedern vorherrschend, dann tritt das phlegmatische Temperament auf. Und wenn die Gesetzmäßigkeiten des Physisch-Körperlichen am stärksten auf den Ätherleib einwirken, dann erlebt sich der Mensch als Melancholiker. - Versuchen wir anhand der vier Temperamente bestimmte Charakteristika der Wesensglieder zu erfassen.

- *Der Choleriker.* Er ist selbstbewußt, dynamisch, hat Durchsetzungsvermögen. Er kann gut organisieren und kommandieren. Seine leuchtenden Augen nehmen alles in der Umgebung wahr. Das Vital-Feurige der Ich-Organisation ist hieran sehr gut zu erkennen. Der Choleriker hat Überblick und weiß daher eine Situation sofort zu erfassen, um das Erreichbare zu gestalten. Wenn es aber nicht nach seinen Vorstellungen geht, dann bringt sein Feuer alles zum Überlaufen, und er fängt an zu toben. Von der Körperstatur her ist der Choleriker eher untersetzt, stämmig und kräftig.

- *Der Sanguiniker.* Hier herrscht das Empfindsame, stets leicht Schwankende des Astralleibes vor. Der Sanguiniker ist leicht beeindruckt und angeregt - er lebt dem Augenblick. Er kann interessante Gespräche führen, denn er ist an vielem interessiert. Häufig ist er musikalisch und ein guter Tänzer. Als unterhaltsamer Gesellschafter hat er viele Freunde, doch fehlt den Beziehungen meist Tiefe und Ausdauer, wie er überhaupt Festigkeit und Durchhaltevermögen vermissen läßt. Dafür ist er auch nicht nachtragend. Von Statur ist der Sanguiniker eher hochgewachsen, schlank und schmalschultrig.

- *Der Phlegmatiker.* Während beim Sanguiniker alles von Leichtigkeit und Beweglichkeit geprägt ist, strahlt der Phlegmatiker Besonnenheit und Beständigkeit aus. Er genießt die Ruhe und wirkt auch selbst auf seine Umgebung beruhigend. Wenn er Platz genommen hat, dann bleibt er sitzen, sofern kein äußerer Anlaß ihn wegruft. Auch seine Sprache ist eher langsam, bedächtig und gemütvoll. Bei ihm sind im Wesensgliedergefüge die Stoffwechselprozesse vorherrschend, also der Ätherleib selbst hat hier das Übergewicht. Dies äußert sich auch darin, daß der Phlegmatiker meist gerne ißt, und daß sich oft schon früh ein Bäuchlein ansetzt.

- *Der Melancholiker.* Er ist gewissenhaft, verläßlich und tiefgründig, nimmt sich alles zu Herzen und kann daher auch nachtragend sein. Er ist nicht gerade unterhaltsam, oft sogar langweilig, aber seine Beziehungen haben Tiefe und Dauer. Auf ihn kann man sich verlassen, im Berufsleben wie im privaten Bereich. Von der Statur her ist der Melancholiker eher hager und schmalschultrig. Meist geht er leicht gebeugt, da zutiefst in seine Gedanken und Grübeleien versunken. Die Gesetzmäßigkeiten der Schwere, die ein Charakteristikum sind für das Körperliche, wirken sich hier auf das Gesamtverhältnis aus, und so wird auch seelisch alles schwer und ernst genommen.

Wie jeder Mensch aus den vier Wesensgliedern gebildet ist, so enthält auch jeder in sich die vier Temperamente, wobei aber eine besondere Hinneigung zu einem bestimmten Temperament bestehen kann. Die Temperamente gehören zum Wesen des Menschen - sie sind also nicht quantifizierbar, sondern nur als Typus oder Idee, die im Verhalten und in der Erscheinung wirken, zu erkennen. Sie entziehen sich damit der naturwissenschaftlichen Erkenntnismethode, sind jedoch geisteswissenschaftlich erforschbar und für einen aufmerksamen Beobachter auch erlebbar. Zum Verständnis bestimmter Erkrankungen ist die Erkenntnis des Temperamentes Voraussetzung.

Die funktionelle Dreigliederung und die dreifache Beziehung des Ich zur Umwelt

> *Demnach kannst Du entnehmen, daß der menschliche Leib lediglich aus Schwefel, Quecksilber und Salz (den Tria principia) besteht. Von diesen drei Stoffen hängt Gesundheit, Krankheit und überhaupt alles ab, was den menschlichen Leib betrifft. ... Sind die drei vollkommen miteinander verbunden, so steht es um die Gesundheit gut.*
>
> Paracelsus

Das Zusammenwirken der drei funktionellen Bereiche

An den unterschiedlichen Stoffwechsellagen während des Wach- und Schlafzustandes läßt sich die polare Wirkung der oberen gegenüber den unteren Wesensgliedern des Menschen erkennen. Sie sind Ausdruck zweier entgegengesetzter Funktionsbereiche, die im Organismus wirken. Dort, wo sie aufeinanderstoßen, entsteht ein dritter Bereich, der eine rhythmisch ausgleichende Funktion ausübt. Es besteht somit im Organismus eine funktionelle Dreigliederung, und die drei Funktionsbereiche sind die des Sinnes-Nervensystems, des rhythmischen Systems und des Stoffwechsel-Gliedmaßensystems.

Das richtige Zusammenwirken der weiter oben geschilderten vier Wesensglieder ist eine Voraussetzung für das harmonische Zusammenklingen der drei funktionellen Systeme. Die Wirksamkeit eines jeden dieser Systeme erstreckt sich auf den gesamten Organismus, doch haben sie jeweils ihre Hauptlokalisation im oberen, mittleren bzw. unteren Menschen.

Das *Sinnes-Nervensystem* ist hauptsächlich im Kopf lokalisiert. Es ist die Grundlage desjenigen Seelenlebens, das u.a. durch die Wahrnehmungen der Sinne ermöglicht wird. Nach der anthroposophischen Menschenerkenntnis gibt es nicht bloß fünf, sondern zwölf Sinne. Diese sind: *Ichsinn, Gedankensinn, Sprachsinn, Gehörsinn, Wärmesinn, Sehsinn, Geschmackssinn, Geruchssinn, Tastsinn, Gleichgewichtssinn, Bewegungssinn und Lebenssinn*. Je nachdem, welche Sinne bei einem Menschen besonders ausgebildet sind, ergeben sich bestimmte entsprechende Wahrnehmungen und Denkgewohnheiten. Hierauf werden wir noch zu sprechen kommen.

Die durch die Sinne erlebte Welt wird vor allem im Gehirn bewußt, vorwiegend in einem Bildbewußtsein. Mit der Bewußtseinsbildung sind aber auch die Abbauprozesse des Organismus verbunden, die andererseits zu einer Durchgestaltung und Mineralisierung führen. Vitalität muß geopfert werden, wenn Bewußtsein entstehen soll! Dies leuchtet beim Phänomen des Schmerzes als intensivstes Bewußtwerden des Organischen unmittelbar ein.

Das *Stoffwechsel-Gliedmaßensystem* beinhaltet dagegen die Umsatz- und Aufbauprozesse des Stoffwechsels. Mit diesen Prozessen sind einerseits die von Instinkten, Trieben und Begierden impulsierten Willenskräfte und andererseits die intellektuell gesteuerten Gedankenkräfte verbunden. Das wichtigste Instrument der Willensregsamkeit ist die Muskulatur.

Die im Stoffwechselbereich vom Organismus aufgenommenen Naturstoffe geben bei ihrer Umwandlung in körpereigene Substanz die Grundlage dafür ab, daß das Selbst des Menschen Willenskräfte zu entfalten vermag. Je stärker der Widerstand des Aufgenommenen ist, um so kräftiger muß sich die Tätigkeit des Selbstes gestalten, um in diesen Funktionen eine Willensentfaltung zu bewirken. Wenn also durch Rohkost oder stark ballaststoffreiche Ernährung das gesamte Verdauungssystem stark gefordert wird, so wird damit zugleich das Selbst in seinen Willenskräften gestärkt. In diesem Bereich verlaufen alle Prozesse polar; entweder wird das Fremde vom Selbst annektiert oder als unbrauchbar ausgeschieden.

Das *rhythmische System* vermittelt zwischen diesen gegensätzlichen Polen und schafft so Gesundheit im Sinne eines labilen, ständig sich erneuernden Gleichgewichtes, das dem harmonischen Zusammenwirken der Wesensglieder entspricht. Abweichungen vom gesunden Miteinander der funktionellen Systeme, also Verlust des Gleichgewichtes, können die vielfältigsten Krankheitserscheinungen bewirken. Das rhythmische System ist auch die Grundlage für das Gefühl. Im Gefühl setzt sich das Ich unmittelbar mit der Umwelt auseinander, wobei das Seelenleben durch Polaritäten geprägt wird, vom Stoffwechselpol her durch Sympathie und vom Sinnes-Nervenpol her durch Antipathie. (Insgesamt ist es aber siebenfach gestaltet und hängt mit den sieben Lebensprozessen zusammen. In einer siebenfachen Typologie bildet sich auch der Charakter aus, durch welchen das Ich sich in Denken, Fühlen und Wollen in einem bestimmten Gleichgewicht und einer bestimmten Färbung erhält.)

Das Identitätserleben

Durch die Dreigliederung tritt das Ich in eine dreifach gestufte Beziehung zur Umwelt. Im Nerven-Sinnespol geschieht dies über die Eindrücke, die durch die Sinne erlangt werden und ein bestimmtes Vorstellungsbild der Welt ergeben. Hier erfährt sich das Selbst als Persönlichkeit - ein Vorgang, der auf den Kräften der Antipathie beruht, aber unterhalb der Schwelle des Bewußtseins bleibt - und erlebt sich dadurch in bestimmter Weise von der Umwelt abgesondert. Infolge des Bildcharakters, in welchem hier die Welt vor allem erlebt wird, kann kein eigentliches Seinserlebnis entstehen, und damit ist eine echte Identitätsfindung im Bewußtsein auch nicht möglich. Im Sinnes-Nervensystem befindet sich daher das Ich immer in einem Spannungszustand. Dies wird jedoch den meisten Menschen nicht unmittelbar bewußt, bleibt in der Regel halbbewußt und äußert sich dadurch, daß immer neue Ablenkungen durch die Sinne gesucht werden. Durch diese Reizüberflutung im Sinnesbereich wird das Unruhe erzeugende Erlebnis eines Identitätsmangels im Bewußtsein, womit eine große Unsicherheit verbunden ist, dauernd überspielt. Für eine gesunde Lebenshygiene wäre es indessen vonnöten, sich diese Spannung im Sinnes-Nervensystem ins Bewußtsein zu rufen, damit sie objektiviert und dadurch ertragen werden kann.

In ganz anderer Weise tritt das Ich im Stoffwechselbereich in eine Beziehung zur Umwelt. Hier sind es die Kräfte der Sympathie, die ihm zugrundeliegen. Sie bewirken z.B. in der Verdauung, daß die Nahrungsstoffe, die ja die Außenwelt darstellen, voll in den Organismus aufgenommen werden können. Die Sympathiekräfte wirken auch bei der willensmäßigen Zuwendung zur Welt und bedingen, daß dieses Geschehen immer auf das Zukünftige ausgerichtet ist.

Aber auch in diesem Bereich, so zeigt die anthroposophische Menschenkunde, ist keine Identitätsfindung möglich. Im Wollen schläft der Mensch mit seinem Bewußtsein. Die Stoffwechselprozesse, wozu auch alle inneren Bewegungsabläufe gehören, können und sollen nicht bewußt erfahren werden. Hier herrscht ein

Zustand wie im Schlaf. Daher ist auch in diesem Pol kein eigentliches Ich-Erlebnis möglich. Das Ich verbindet sich hier in ganz objektbezogener Weise mit allem, was außerhalb des eigenen Selbst liegt und worauf das Wollen zielt. Somit wird auch in diesem Bereich unbewußt nach einem Identitätserlebnis, einem verstärkten Ich-Sein, gestrebt. Hierdurch entsteht u.a. das Bedürfnis nach Mobilität, in gesteigerter Form der Reisezwang, welchem die modernen Verkehrsmittel weitgehend entgegenkommen. In dieser Mobilität lebt sich unbewußt das Bedürfnis aus, das Ich außerhalb des eigenen Selbst zu suchen - man strebt aus diesem Grunde der Außenwelt als objektiver Welt zu. Die Beweggründe hierfür bleiben aber meist unerkannt.

Im mittleren, rhythmischen System tritt das Ich über das Gefühl in eine Beziehung zur Umwelt. Hier geschieht die Auseinandersetzung in unmittelbarer Weise, aber wiederum berührt von den Kräften der Sympathie und Antipathie. Überwiegt die Antipathie, so ist das rhythmische System mehr vom Sinnes-Nervenpol her beeinflußt, im gegenteiligen Fall mehr vom Stoffwechselpol her. Deutlich wird dies bei einem Zorn, der bis zur «Weißglut» geht. Dabei ist der Zornige vollständig von Antipathie durchzogen, er wird blaß, weil die Stoffwechselprozesse und damit das Blut zurückgedrängt werden. Beim Sich-Verlieben dagegen wird der Organismus mit Sympathie durchzogen, und es kommt zum Erröten, weil Stoffwechsel- und Blutprozesse die Oberhand gewinnen. Bei der Darstellung der Neurasthenie und Hysterie im anthroposophischen Sinne werden wir hierauf näher eingehen.

Aber auch im idealen, ausgeglichenen Zustand schwingen auf dieser Ebene immer beide Gemütsregungen mit, indem die Antipathie vom oberen Pol, die Sympathie vom unteren aus hereinwirkt. Durch einen gesunden Rhythmus werden die beiden Pole im Gleichgewicht gehalten. Und tatsächlich ist nur in diesem Bereich ein eigentliches Ich-Erlebnis möglich. Deswegen identifizieren wir uns so stark mit unseren Gefühlen, ja erleben wir uns mit ihnen als eins! Dies ist jedoch kein statisches, sondern ein dynamisches Erleben, denn das Ich pendelt hierbei immer zwischen Antipathie und

Sympathie hin und her. Sein urtümliches Verhältnis zur Umwelt ist ein vibrierendes, um ein ausgeglichenes muß sich der Mensch immer wieder bemühen.

Aus den Ausführungen wird nun auch verständlich, daß, wenn die beiden Pole nicht im Gleichgewicht sind, eine Identitätsfindung nicht möglich ist und im Verhältnis des Ich zur Umwelt und zu den Mitmenschen Störungen auftreten. Bei zuviel Sympathie geht die Selbstkontrolle verloren, und der Betroffene sinkt auf eine triebhafte Ebene ab, wo die Instinkte regieren. Bei zuviel Antipathie geht die Handlungsfähigkeit verloren, und der Unglückliche wird zum hoffnungslosen, mitleiderregenden Pessimisten, oft verbunden mit (selbst)zerstörerischer Aggressivität. Bei beiden Auswüchsen ist das Identitätserlebnis in gravierender Weise gestört. Versuche, diesen Mangel mit untauglichen Mitteln zu kompensieren, führen meist zu den besonderen Verhaltensweisen gegenüber den Mitmenschen, auf welche wir im nächsten Kapitel näher eingehen wollen.

Die polaren Grundkräfte und die Reaktionsmöglichkeiten des menschlichen Organismus

Das Reaktionsverhalten des menschlichen Organismus ist auf allen seinen Seinsebenen polar gestaltet. Im organischen Bereich sind die beiden polaren Möglichkeiten Entzündung und Sklerose, im funktionellen Bereich Hysterie und Neurasthenie, im seelischen Bereich Sympathie und Antipathie und auf der Ebene des Ich - in Verbindung mit der Konstitution - Extraversion und Introversion. Beim gesunden Menschen stehen diese polaren Kräfte in einem für den jeweiligen Bereich spezifischen Gleichgewicht. Erst einseitiges Überwiegen des einen oder des anderen Poles führt zunächst zu gewissen Schwächen und Krankheitsdispositionen und schließlich zu eigentlichen Erkrankungen. - Hier wollen wir uns auf die gesunden polaren Aspekte beschränken; auf Krankheitsdispositionen wird nur hingewiesen, sofern sie zum besseren Verständnis der Polaritäten wesentlich beitragen.

Entzündung und Sklerose

Zunächst sollen die Entzündungs- bzw. die Skleroseprozesse, die sich auf der *organischen Ebene* auswirken, kurz beschrieben werden. Die Skleroseprozesse sind diejenigen Grundkräfte des Organismus, die dessen Gestaltung und Verfestigung bedingen. Auch der gesunde, mineralisierte Knochen kann nur gebildet werden, wenn Sklerosekräfte wirken. Dagegen ermöglicht die Entzündung als Prinzip die Umwandlung und Verselbständigung des Organismus. Er wäre ohne das Wirken der Entzündungskräfte - den Sklerosekräften vollkommen diametral - allen Infektionen, allen Fremdstoffen, denen er ausgesetzt ist, hilflos ausgeliefert. Nur dank der Fähigkeit zur Entzündung kann der Organismus Fremdeinwirkungen bekämpfen und überwinden.

Mit diesem Geschehen befaßt sich in naturwissenschaftlichem Sinne die Fachwissenschaft der *Immunologie*. Dabei werden zwar die Entzündungsprozesse detailliert erforscht, jedoch die Aspekte der Polarität von Entzündung und Sklerose werden nicht berücksichtigt. Daher bleiben auch die hiermit verbundenen Gestaltungskräfte, die sich der Sklerosetendenzen bedienen, unbeachtet. Erst aus dem Spannungsfeld von Entzündung und Sklerose kann der Gesamtzusammenhang zur menschlichen Individualität gefunden werden, eine Tatsache, die auch für die Immunologie durch neuere Forschungsergebnisse immer mehr Aktualität gewinnt. Gerade die Forschungsergebnisse der Psychoneuroimmunologie weisen auf einen umfassenden Zusammenhang der immunologischen Prozesse mit dem Gesamtorganismus hin.

Gemäß der anthroposophischen Menschenkunde entspricht den Entzündungsprozessen organisch als Grundlage das Blutsystem, den Skleroseprozessen das Nervensystem. Das Zusammenwirken dieser beiden Systeme bewirkt erst das richtige Gleichgewicht von Sklerose und Entzündung, somit auch den richtigen Immunstatus. Diese Koordination ist inzwischen auch naturwissenschaftlich untersucht und bestätigt worden. So ist bekannt, daß das Blut mittels bestimmter Immunzellen «Signale» zum Gehirn schickt. Diese sogenannten Lymphokinine sind somit in gewissem Sinne die Nachrichtenübermittler des Immunsystems zum Gehirn. Umgekehrt transportieren sogenannte Gehirnbotenstoffe, die Transmitter, die Nachrichten aus dem Gehirn zum Blut, zum Immunsystem. Dies macht verständlich, daß z.b. auch die verschiedenen Arten des Denkens auf diesem Wege auf den Blutprozeß und den Immunstatus Einfluß nehmen können, und umgekehrt, daß ein gesundes Gefühlsleben, aber auch eine sinnvolle Körperertüchtigung, auf die Gehirn- und Bewußtseinsprozesse direkt in positiver Weise einwirken können.

Durch die Betrachtung der Polarität von Blut und Nerv bzw. den Prozessen der Entzündung und Sklerose wird deutlich, daß hierbei die Ich-Tätigkeit, bewußt und unbewußt, immer voll engagiert sein muß, um das richtige Gleichgewicht zu wahren. Die organischen Prozesse der Immunologie sind also immer auch individuelle Prozesse, die z.T. aktiv vom Ich aus gelenkt und mitgestaltet werden müssen.

Hysterie und Neurasthenie

Auf der *funktionellen Seinsebene* des menschlichen Organismus, d.h. in seinem Ätherleib, kann man für die beiden polaren Prozesse die Begriffe von Hysterie und Neurasthenie setzen (Rudolf Steiner). Hierunter versteht er das bereits krankhafte Überwiegen des einen oder anderen Poles. Wir wollen hier aber zunächst ausgehen von den ordnungsgemäßen Grundkräften dieser funktionellen Tendenzen. Ihre normalen Funktionen sind die Verdauungsvorgänge im unteren Pol des Organismus und die Sinnestätigkeiten im oberen Menschen. Zu den letzteren zählt auch die Denktätigkeit.

Entscheidend für das gesunde Zusammenwirken der beiden Pole in diesem Bereich ist, daß sie nur bis zu einem gewissen Grade polar sind - sie entsprechen sich nämlich in ihrer Gegensätzlichkeit. Sie sind wie die zwei Seiten einer Medaille - wird sie auf der einen Seite eingebuchtet, dann erscheint sie zwangsläufig auf der anderen ausgebuchtet: Einbuchtung und Ausbuchtung ergänzen sich gegenseitig.

Dieses Gesetz, übertragen auf die beiden Pole des Menschen im Ätherbereich, bedeutet, daß die Sinnestätigkeit nur richtig funktionieren kann, wenn polar entgegengesetzt dasselbe bei der Verdauungstätigkeit geschieht. Nur wenn eine voll wache Sinnestätigkeit vorliegt, kann eine adäquate - d.h. für das Bewußtsein gleichsam «schlafende» - Stoffwechseltätigkeit stattfinden.

Die Sinnestätigkeit kann als «Abprägeprozeß» charakterisiert werden, als einen Prozeß also, bei welchem die Außenwelt im Nervensystem bildhaft nachvollzogen wird. Je sachlicher dieser Prozeß verläuft, umso exakter wird die Abprägung sein. Entgegengesetzt verläuft die Verdauungstätigkeit, in welcher es sehr hitzig zugeht, da hier alle Fremdsubstanzen «durchgekocht» und vollständig aufgelöst werden müssen. Das Feste, Gestaltete der Außenwelt wird dabei gänzlich überwunden. Nur dadurch kann die Fremdätherität der Nahrungsstoffe verarbeitet und die Selbständigkeit des Organismus erhalten werden.

Der obere Prozeß hat Spiegelcharakter, und nur wenn dieser in voller Wachheit und kühler Distanz abläuft, kann der untere Pol seine Hitzigkeit, Umwandlungskraft und Fähigkeit zur Verschmelzung richtig und genügend geltend machen, wobei die Substanzen der Außenwelt vollkommen ihren Formaspekt verlieren müssen.

Nach den Erkenntnissen der anthroposophischen Menschenkunde sind im oberen Pol die drei Wesensglieder Ätherleib, Astralleib und Ich frei tätig, entsprechend können sie im Physischen nur als Abdruck wirken. Im Stoffwechselsystem, und damit auch in der Verdauung, sind Ätherleib und Astralleib eng mit dem leiblichen Geschehen verbunden, und nur die Ich-Wesenheit ist frei tätig. Dementsprechend dominieren im oberen und im unteren Menschen unterschiedliche Ätherqualitäten. Die im oberen Pol wirkenden und nach unten strahlenden Kräfte nennt die anthroposophische Menschenkunde Wärme- und Lichtäther, die im unteren Pol wirkenden und nach oben strahlenden Kräfte Lebens- und Tonäther (letzterer wird auch chemischer Äther genannt).

Wirken, wie beschrieben, die beiden Pole in gesunder Weise, dann herrscht im Organismus Gesundheit vor. Treten aber Disharmonien auf, dann kommt es zu bestimmten funktionellen Krankheitserscheinungen und Krankheitsdispositionen. Diese äußern sich immer sowohl im Sinnesbereich wie im Verdauungsbereich. Ursächlich basieren diese funktionellen Störungen auf den zwei entgegengesetzten Gleichgewichtserkrankungen Hysterie und Neurasthenie. Bei der Hysterie herrschen die Eigenheiten der Stoffwechselprozesse vor, und entsprechend sind die Sinnesprozesse in ihren Qualitäten geschwächt, bei der Neurasthenie sind die Verhältnisse umgekehrt.

Wir wollen zuerst zur Verdeutlichung des bisher Dargestellten die hysterische Gleichgewichtsstörung beschreiben. Hierbei erfahren die Verdauungskräfte ein Übermaß an Hitzigkeit, so daß sie unregelmäßig werden - entsprechend treten im Sinnesbereich Mängel auf, die sich u.a. durch Urteilslosigkeit, Distanzverlust und Vertrauensseligkeit bis zur Hörigkeit äußern. Gelangt hierbei vom Stoffwechselbereich aus Fremdätherität in den Organismus, erfährt dieser die verschiedensten funktionellen Störungen. Die Verdauung «fällt aus der Rolle», und es können Blähungen, Krämpfe, Durchfälle auftreten, aber auch Nachtschweiß oder Migräne und vieles andere mehr. Solche Zustände gehören in die Behandlung eines erfahrenen Arztes.

Bei genauem Beobachten bestimmter Bereiche des Seelenlebens ist beim Hysteriker festzustellen, daß bei der ungenügend von der Außenwelt distanzierten Sinnestätigkeit eine abnorme Extraversion, d.h. ein übermäßiges Nach-außen-gerichtet-Sein auftritt. Auch ein maßloses Liebesbedürfnis oder eine klettenhafte Anhänglichkeit können vorkommen, da der Betroffene sich von seinem Gegenüber nicht genügend absetzen kann. Ebenso ist eine erhöhte Verletzlichkeit Ausdruck dafür, daß bei dieser hysterisch zu nennenden Schwäche die Abgrenzung zur Umwelt mangelhaft ist. Menschen mit dieser Veranlagung müssen sich stets anstrengen, dem Partner in Wachheit standzuhalten, nicht von ihm eingeschläfert zu werden. Sie werden daher von der Umwelt oftmals übersehen, bzw. sie fühlen sich übergangen, was wiederum zu Verletztsein und ohnmächtiger innerer Wut beiträgt.

Indem die Effizienz des Stoffwechselpoles zu stark nach oben wirkt, fließen dadurch vermehrt Sympathiekräfte in das Gefühlsleben ein. Hierdurch wird der Mensch stärker mit der Umwelt verbunden, wobei diese Verbindung - gemäß den sympathischen Grundkräften - sich als eine optimistisch gefärbte darlebt.

Es kann aber auch das Umgekehrte vorkommen, nämlich, daß die Sinnestätigkeit selber zu lebhaft ist, wodurch wiederum entsprechende Stoffwechselstörungen auftreten. Der so veranlagte Mensch ist überkritisch, kann nichts «schlucken», erlebt seine Umwelt in psychischer Kälte. Er neigt zur Introversion, ist eher phantasielos, distanziert, nüchtern-klar. Gemäß den antipathischen Grundkräften des oberen Poles hat er eine eher pessimistische Einstellung zur Umwelt. Dies ist der von Rudolf Steiner so bezeichnete Neurastheniker. Hierunter sind ebenfalls bereits krankhafte Steigerungen der Einseitigkeiten zu verstehen, und entsprechend können auch funktionelle Krankheiten auftreten. Als solche sind beim Neurastheniker vor allem Erregbarkeit und Nervosität zu beobachten. Auffallend ist auch die reichliche Schweißabsonderung bei kühler und feuchter Haut. Häufig sind kalte Hände und Füße sowie Frösteln im Rücken. Auch reagiert dieser Patient bei Entzündungen mit starken Absonderungen, vor allem die Schleimhäute sind häufig geschwollen und zeigen eine verstärkte Sekretion. Es tritt beispielsweise eine Konjunktivitis oder Rhinitis auf. Kommt es später zur chronischen Phase, manifestieren sich Organerkrankungen mit Verhärtungsprozessen.

Bei genauerer Beobachtung wird deutlich, daß die Sinnestätigkeit beim Neurastheniker - bei ihm ohnehin intensiviert - die verstärkten Ausscheidungs- und Abbauprozesse des Organismus bedingt. Mit den in ihrer Eigenheit gesteigerten Sinnestätigkeiten tritt im ganzen Organismus eine vermehrte Abscheidung auf. Nicht nur die Schleimhäute des Magen-Darmtraktes sind hiervon betroffen, sondern z.B. auch die der Nase und der Augen (Bindehautentzündung), wodurch allergische Erkrankungen mit starker Sekretion auftreten können. Ebenso können die Schleimhäute des Urogenitaltraktes in Mitleidenschaft gezogen werden mit entsprechenden Krankheitsbildern in den Nieren und/oder der Gebärmutter.

Häufig sind bei beiden Dispositionen, also bei der Neurasthenie und der Hysterie, die Krankheitssymptome äußerlich die gleichen, bei beiden kann z.B. eine Migräne auftreten. Doch für die Behandlung ist es entscheidend zu erkennen, ob es sich um eine neurasthenisch oder um eine hysterisch bedingte Migräne handelt.

Auf der eigentlichen *seelischen Ebene* findet sich die Grundpolarität von Sympathie und Antipathie. Es wurde bereits dargelegt, daß bei Überwiegen der sympathischen Grundkräfte eine optimistische Grundeinstellung besteht, die sich im Krankheitsfall bis zur Euphorie steigert. Dabei verschwindet jegliche Distanz zur Umwelt und zu den Mitmenschen. - Herrschen dagegen die antipathischen Kräfte vor, dann wird die Grundeinstellung im Seelischen pessimistisch, und die Umwelt wird nur noch aus weiter Distanz erlebt. Die Mängel der Mitmenschen werden umso deutlicher wahrgenommen und scharf kritisiert. Ein solcher Neurastheniker macht meist einen kalten, lieblosen, sogar aggressiven Eindruck.

Bereits im vorhergehenden Kapitel wurde dargelegt, daß durch ein Ungleichgewicht der beiden Pole keine harmonische Identitätsfindung möglich ist. Bei beiden Abweichungen ist das Gefühlsleben zerrissen, und es kommt zu kompensatorischen Reaktionen, um das Ich-Sein, die eigene Identität, dennoch erleben zu können. Hierbei können beide Typen besondere Reizmittel für Gaumen oder Magen zu Hilfe nehmen. Beim Hysteriker werden Süßigkeiten, z.B. Schokolade, im Vordergrund stehen, während der Neurastheniker eher saure oder scharf gewürzte Speisen bevorzugt.

Drückt sich jedoch das mangelhafte Ich-Erlebnis direkt im Seelischen aus, dann zeigt - wie bereits ausgeführt - der Hysteriker eine übertriebene Anhänglichkeit gegenüber einem bestimmten Menschen, weil er diesen als seelische Stütze für sein Ich braucht, während der Neurastheniker dazu neigt, andere in aller Öffentlichkeit bloßzustellen, was ihm zu einem erhöhten Ich-Erlebnis verhilft.

Auf die Grundkräfte der Seele werden wir im Kapitel *Charaktertypologien* genauer eingehen, während die Problematik von Introversion und Extraversion im Kapitel *Wahrnehmungen, Denkgewohnheiten, Weltanschauungen* eingehend zur Sprache kommen wird.

Charaktertypologien

Wenn wir dieses Verhältnis des Metallischen zum gesunden und kranken Menschen erfassen können, dann enthüllen sich uns Naturgeheimnisse. ... Und die Geheimnisse des Seelischen gehen uns in dieser Region ganz besonders auf.

Rudolf Steiner

Die siebenfache Charakterprägung

Der *Charakter* ist dasjenige Teil unserer Seelenstruktur, das ihr «Farbe» verleiht, das nach außen auf die Umwelt wirkt und von dieser auch wahrgenommen wird. Er ist bedingt durch bestimmte Grundkräfte des Astralleibes, welcher seine besondere individuelle Entwicklung zwischen dem 14. und 21. Lebensjahr erfährt. In dieser Phase ist das Innenleben wie das Verhalten gegenüber der Umwelt in hohem Maße geprägt durch den Astralleib in seiner individuellen Gestaltung, so wie ihn der Mensch von Geburt an schicksalsmäßig mitbringt.

In dieser Gestaltung wird der Astralleib beeinflußt durch die Siebenheit der Planeten - Saturn, Jupiter, Mars, Sonne, Venus, Merkur, Mond -, und entsprechend der besonderen Ausprägung können somit sieben Charaktertypen unterschieden werden. Nach den Forschungen Rudolf Steiners sind die meisten Menschen von *einem* Planeten geprägt, so daß der Betreffende jeweils den diesem bestimmten Planeten entsprechenden Charaktertyp aufweist. Dennoch kann ein Charakter auch durch intensives Zusammenwirken mehrerer Planeten geformt sein.

Um das Besondere eines Charakters zu erkennen, ist es wichtig, zwischen Temperament und Charakter zu unterscheiden. Einzelne Charaktertypen gleichen nämlich einem bestimmten Temperament, wie beispielsweise der Saturntyp (Charakter) dem Melancholiker (Temperament). Auch kann der Charaktertypus in seiner bestimmten Qualität durch ein gleichgerichtetes Temperament verstärkt werden, während er durch ein entgegengesetztes überdeckt wird. So betont das melancholische Temperament einen Saturncharakter, während das sanguinische ihn ganz oder teilweise überdecken, scheinbar sogar aufheben kann.

Da dem Temperament eine bestimmte Struktur des Ätherleibes zugrunde liegt, beinhaltet es ein pulsierendes Zeitelement. Es kommt daher mehr in spontanen Reaktionen zum Ausdruck. Der Charakter dagegen ist dem Astralleib verwoben und besitzt dadurch eine Stimmungsqualität, in welcher sich das Ich manifestieren kann, das in seinen Grundzügen ein Werdend-Wandelndes darstellt. Der Charakter beeinflußt das Verhalten langfristig und ist daher für Entscheidungen, die für die Biographie bedeutsam sind, bestimmend. Daher werden Lebenskonflikte, die in Beruf oder Partnerschaft entstehen und von schicksalshafter Bedeutung sein können, mehr durch die Charakterveranlagung bestimmt als durch das Temperament.

Während das Temperament vor allem durch die Augen eines Menschen blickt, weil sich hier der Ätherleib gleichsam nach außen spiegeln kann, findet der Charakter seinen besonderen Ausdruck in der Stimme. Sie ist daher ein wichtiges Element, um eine Seelenstruktur zu erfassen und sollte diagnostisch viel stärker berücksichtigt werden als dies heute üblicherweise der Fall ist.

Der Saturn-Charaktertypus

Betrachten wir nun die einzelnen Charaktertypen, beginnend mit dem Saturntypus. Dessen Seelenstruktur wird besonders durch die in seinem Organismus wirkenden *Bleiprozesse* geprägt. Er zeichnet sich aus durch Treue, begriffliches Denken und Tiefsinnigkeit, und seine ernste Seelenstimmung sucht in allem nach einem Sinn. Das verinnerlichte, tiefschürfende Wesen des Saturntypus offenbart sich auch durch Pflichtbewußtsein und Ausharrungsvermögen. Dazu erfaßt er stets schnell das Wesentliche einer Situation, wobei aber die Gefahr besteht, daß er das Bedeutsame des Augenblicks, z.B. die Vielfältigkeit der Gegenwartsbedingungen, nur abstrakt und damit wirklichkeitsfremd erlebt.

Ein Beispiel für die Wirklichkeitsentfremdung des Saturntypus ist der Fachspezialist. Souverän übersieht er sein Fachgebiet, beherrscht es in allen seinen Details, aber er erlebt es ohne praktische Bezüge, in welchen er sich hilflos und verloren fühlt. Er möchte - gelegentlich auf pedantische Weise - allem auf den Grund gehen und vertritt seine Ansichten meist äußerst konsequent. Dabei nimmt er auf ungewohnte Umstände keine Rücksicht und kann so leicht in ein rechthaberisches Gehabe verfallen. Mit der Zeit kann ihm die Umwelt nichts mehr recht machen, und er hat an allem etwas auszusetzen.

Sein Gemüt ist niemals sorglos, fröhlich, unbekümmert jung, sondern immer, schon von Kind auf, von Ernst und Verantwortungsgefühl geprägt. Durch die Abstraktheit seiner Vorstellungswelt erkaltet jedoch mit der Zeit sein Gefühlsleben, und es kommt zu Kontaktarmut und innerer Einsamkeit. (Im Märchen vom treuen Johannes ist dieser Charaktertypus eindrücklich geschildert.) Wenn aber der Saturntypus sich mit der ideellen Seite der Welt verbinden und seine eigenen Probleme zurückstellen kann, dann entwickelt er eine große Begeisterungsfähigkeit und nimmt auch gerne zur Verwirklichung seiner Ideen Opfer auf sich.

Der Mond-Charaktertypus

Entgegengesetzt dem Saturntypus ist der Mondentypus, der besonders von den im Organismus ablaufenden *Silberprozessen* beeinflußt wird. Bei ihm sind es nicht abstrakte Begriffe, Prinzipien oder Ideen, in welchen seine Seele aufgeht, sondern Bilder, Situationen und Phantasien. Überbordende Phantasiekräfte prägen sein Seelenleben. Dieser Menschentypus hat etwas Gedeihliches an sich. Er ist naturverbunden, liebt Tiere und Kinder. Dem Familienleben ist er darum besonders zugetan, weil die Familie für seine Seele etwas Konkretes, ihn Erfüllendes bedeutet. Er kann die wunderbarsten Geschichten erzählen, kann sich auch vollständig in die Kinderwelt hineinleben. Überhaupt erlaubt ihm seine Phantasie, fremde Situationen in äußerst lebendiger Weise nachzuempfinden.

Eine solche Veranlagung neigt aber auch dazu, sich eine Phantasiewelt aufzubauen, welche die eigenen bewußten und unbewußten Sehnsüchte und Wünsche für Realitäten nimmt. Damit begibt sie sich jedoch im Grunde in eine Scheinwelt. Deshalb ist es auch die Welt der Medien, besonders Film und Fernsehen, welche den Mondentypus in besonderer Weise anspricht. Diese Scheinwelt kann sogar zum Lebensinhalt werden; der Mondentypus wird dann danach streben, selbst im Zentrum des «Glamours» zu stehen. Auf diese Weise hat aber die Gefühlswelt nur sich selbst zum Inhalt, und wiederum entsteht eine Isolierung gegenüber den Mitmenschen, die innere Einsamkeit und Leere nach sich zieht.

Werden dagegen die Silberkräfte vom Ich in der richtigen Weise - als bildhafter Ausdruck geistiger Potenzen - ergriffen, nicht nur als Wunschträume oder Abdrücke der Außenwelt, dann können sie in schöpferische Kräfte umgewandelt werden. Der Begeisterungsfähigkeit des Saturnmenschen entspricht beim Mondcharakter die Schöpferkraft. Hierbei kann auch wirkliche Gefühlswärme entstehen, die die Scheinwelt überwindet und dem Menschen einen wahrhaften, erfüllenden Lebenssinn gibt.

Der Jupiter-Charaktertypus

Beim Jupitertypus treten neue Motive in den Vordergrund des Seelenlebens, denn dieses ist hier von zwei polaren Aspekten geprägt. Die *Zinnprozesse* im Organismus veranlagen ein abwägendes Denken und eine damit verbundene Urteilsfähigkeit. Unter ihrem Einfluß entwickelt sich der ausgewogene Charakter, der nicht Empfindungen hingegeben ist, sondern besonnen handeln kann. Ausgeglichenheit im Denken, Fühlen und Wollen ist somit charakteristisch für den Jupitertypus. Diese Ausgewogenheit ist jedoch nicht selbstverständlich, sie muß errungen werden, und zwar durch die Aktivität des Ich zwischen widersprüchlichen Seeleneigenschaften. Im Denken sind solche beispielsweise Intellektualität und Intuition - sind sie im Gleichgewicht, dann können sie sich zu weisheitsvoller Einheit ergänzen. Wenn es aber dem Jupitermenschen nicht gelingt, zwischen den polaren Kräften seiner Seele einen Ausgleich zu schaffen, dann kann z.B. die Intellektualität die Oberhand gewinnen und allein bestimmend werden. Da zudem der Jupitercharakter zum Denken besonders befähigt ist, erlebt er in diesem Fall in der Intellektualität seine Überlegenheit über andere, und in sein Seelenleben können sich Gefühle der Arroganz, Anmaßung, Überheblichkeit einschleichen. Er kann herrschsüchtig werden und das Recht auf Machtausübung als selbstverständlich beanspruchen. Dies ist die Schattenseite des Jupitercharakters und das eigentliche Krisenmotiv in der Biographie eines solchen Menschen.

Der Merkur-Charaktertypus

Beim Merkurtypus geht es nicht um den Ausgleich zweier polarer Seeleninhalte, sondern um ihren Austausch und ihre Verwandlung. Entsprechend zeigt dieser Charakter sich äußerst unbeständig. Er schlüpft sozusagen in immer neue Rollen und kann ohne weiteres entgegengesetzte Standpunkte gleichzeitig einnehmen. Dies ist auch die Grundlage dafür, daß er vermittelnde Eigenschaften zu entwickeln vermag. Er kann, wenn er sich nicht in den verschiedenen Rollen verliert, hinter den wechselnden Äußerungen das Wesentliche erleben. Aus dieser Seelenqualität heraus kann sich bei ihm der echte Humor entfalten, der befreiende Eigenschaften besitzt.

Im Gegensatz zum Jupitercharakter versucht beim Merkurtypus nicht eine nach außen gerichtete Seelenveranlagung die inneren Seeleninhalte zu beherrschen und dadurch den Menschen sich selbst zu entfremden, sondern hier bleiben die beiden unterschiedlichen Seelenveranlagungen nebeneinander bestehen. Der Merkurcharakter führt sozusagen zugleich ein Tag- und Nachtleben, wo er jeweils seine polaren Seelenveranlagungen auslebt. Es wohnen gleichsam zwei Seelen in seiner Brust.

Der Mars-Charaktertypus

Beim Marstypus, der die *Eisenprozesse* in seinem Organismus besonders stark ausgebildet hat, und beim *Venustypus*, der vornehmlich von den *Kupferprozessen* beeinflußt wird, richten sich die Seelenmotive ganz auf die Außenwelt, sie hinnehmend, auch sie gestalten wollend. Dabei ist der Charakter des Marstypus durch Aggressivität geprägt - er ist der Willensmensch schlechthin, der sich unter allen Umständen behaupten will. Initiativ greift er in die Umwelt ein, um sie nach seinen Ideen zu verwandeln; er braucht sie sozusagen als Widerstand, um seine Gestaltungskräfte entfalten zu können. Wie das Eisen erst durch den Kohlenstoff hart und zu Stahl wird, so bedarf der Eisenmensch der Widerstände, des Kampfes, um den Willen zu stählen. Hierbei läßt er sich jedoch leicht von seinem Selbstbestätigungsdrange fortreißen, und häufig fehlt ihm die Objektivität, um seine eigenen, meist nüchtern-banalen Motive zu durchschauen. Er provoziert Widerstände um ihrer selbst willen, wird so zum «Haudegen», der sich überall Feinde schafft.

Der Venus-Charaktertypus

Auch beim Venuscharakter steht die Beziehung zur Umwelt im Mittelpunkt des Seelenlebens, nur in vollkommen anderer Weise. Nicht Selbstbehauptung, sondern Selbsthingabe ist bei ihm das Leitmotiv. Durch den Einfluß der Venussphäre lebt in seiner Seele eine Ahnung von göttlicher Vollkommenheit und Schönheit und bedingt ein unstillbares, hingebungsvolles Sehnen nach den letzten Dingen. Aber die Sehnsüchte des Venustypus können durch die trivialen Versuchungen der Alltagswelt auch usurpiert werden. Seinen Seelenkräften fehlt häufig die Objektivität, er läßt sich viel zu gerne täuschen und erkennt nicht die Gefahr einer Versuchung als solche.

Das gemeinsame Seelenmotiv dieser beiden Charaktere ist daher die ständige Gefährdung der Selbstseinsbewahrung, denn bei beiden ermöglichen die entsprechenden Metallprozesse eine volle Hinneigung zur Umwelt. Darum ist ein ständiges Bemühen, in der Zuwendung zur Außenwelt nicht das Selbst zu verlieren, für diese beiden Menschentypen unabdinglich.

Der Sonnen-Charaktertypus

Während also die Charakterveranlagung beim ersten Planetenpaar (Saturn - Mond) Zentrum bzw. Hülle für die geistige Ich-Wesenheit schafft, beim zweiten Paar (Jupiter - Merkur) diesen in sich abgeschlossenen Bereichen das Tor zur Außenwelt öffnet und beim dritten Paar (Mars - Venus) den Austausch zwischen der Innen- und der Außenwelt gewährleistet, faßt der Sonnentyp in seiner Veranlagung alle drei Aspekte zusammen und überbrückt sie. Dies ist möglich, weil hier Zentrum und Umkreis zusammenfallen.

Der Sonnenmensch, der geprägt ist durch die in seinem Organismus besonders aktiven *Goldprozesse*, besitzt die Kraft, aktiv und engagiert als soziales Wesen in die Umwelt einzugreifen. In ihm wirkt eine pulsierende Wärme, die sich zur Hitze steigern, aber auch an der eigenen Substanz zu stark zehren und in die Erschöpfung, vor allem im seelischen Bereich, führen kann. Dazu kommt, daß die Goldprozesse zunächst mehr auf die äußerliche Seite der Dinge Einfluß nehmen. Daher richten bei aller Aktivität eines solchermaßen Inspirierten sich seine Wünsche vorerst auf Geltung und Anerkennung für die eigene Person. Er identifiziert den Wert des eigenen Selbst gleichsam mit dem des Goldes. Er fühlt sich als Teil seines Werkes; alles, was er mitaufgebaut hat, ist sozusagen ihm zugehörig, weil er in den Aufbauprozeß ganz eingegangen ist. Scheitert sein Werk, dann fühlt sich der Sonnentyp selbst im Innersten zerstört. Dies bringt ihn zur Verzweiflung, und er kann in tiefe Depressionen verfallen.

Dem sozialen Umfeld besonders verbunden, will der Sonnenmensch gestalterisch in die sozialen Verhältnisse eingreifen, dies aber in ganz anderer Weise als der Marstypus. Da er sich als Mittelpunkt des sozialen Geschehens fühlt, wirkt er immer von innen heraus auf die sozialen Verhältnisse ein. Als Teil des Ganzen muß er auch sich selber verändern, wenn die Verhältnisse sich bessern sollen. Innenraum bedeutet hier zugleich Außenwelt, und somit ist eine Brücke zwischen den Charakterveranlagungen der verschiedenen geschilderten «Metallpaare» geschlagen.

Wahrnehmungen, Denkgewohnheiten, Weltanschauungen

Genau so, wie die Sonne durch die Tierkreiszeichen geht, um von zwölf verschiedenen Punkten aus die Erde zu beleuchten, ebenso muß man nicht auf einen Standpunkt sich stellen, sondern man muß in der Lage sein, sich einleben zu können in die zwölf verschiedenen Standpunkte, von denen aus man die Welt betrachten kann.

Rudolf Steiner

Die zwölf Weltanschauungen

In der anthroposophischen Medizin können wir den erkrankten Menschen von verschiedenen Gesichtspunkten aus erfassen, z.B. der Polarität von Entzündung und Sklerose, der Dreigliederung der funktionellen Systeme, der vier Wesensglieder, der Vierheit der Temperamente und, wie es im letzten Kapitel geschehen ist, den siebenfach begründeten Charakterveranlagungen. In diesem Kapitel wollen wir nun den Menschen betrachten unter dem Aspekt der zwölf Wahrnehmungs- und Weltanschauungstypen.

Nach Rudolf Steiner gibt es insgesamt zwölf verschiedene Weltanschauungen, die ein Mensch einnehmen und vertreten kann, und die er wie folgt bezeichnet: *Idealismus, Rationalismus, Mathematismus, Materialismus, Sensualismus, Phänomenalismus, Realismus, Dynamismus, Monadismus, Spiritualismus, Pneumatismus* und *Psychismus*. Diese zwölf Weltanschauungen stehen nach seinen Forschungen in Beziehung zu den Kräften des Tierkreises, wobei diese Kräfte als reale geistige Wesenheiten anzusehen sind. So wie die Sonne eine dem jeweiligen Tierkreisbild, vor welchem sie steht, entsprechende andere Qualität aufweist, so nimmt auch das menschliche Ich die Welt in unterschiedlicher Färbung auf, entsprechend dem geistigen Innenraum, in welchem es sich befindet. Hieraus ergeben sich die zwölf verschiedenen Weltanschauungen (darüber hinaus gefundene sind konstruktiv als Übergänge anzusehen), die zusammen ein umfassendes Bild der Welt ergeben. Jede einzelne dieser zwölf Weltanschauungen ist ein «Standpunkt», der durchaus berechtigt ist, aber eben nur einen Teilausschnitt der Welt wiedergibt und der Ergänzung durch die übrigen Weltanschauungen bedarf. Der jeweilige Standpunkt ist für den Betroffenen so selbstverständlich, daß er zu bestimmten Denkgewohnheiten und Verhaltensweisen führt, die wir im folgenden charakterisieren wollen.

Dieser Zwölfheit entsprechen auf körperlicher Ebene zwölf Konstitutionsveranlagungen.

Die zwölf Weltanschauungen können wir in einseitig ausgeprägter Form in den Arzneimittelbildern bestimmter Arzneisubstanzen wiederfinden, wo sie in ihrer vollen Plastizität und Lebendigkeit erscheinen. Auch diese Ebene eignet sich somit zur Therapiefindung. Hier können wir jedoch nur andeutungsweise angeben, welches arzneimäßig einzusetzende Element einem allfällig einseitig deformierten Weltanschauungstypus entspricht - eine eigentliche Therapie gehört in die Hand des Arztes.

Wir werden immer zwei entgegengesetzte Weltanschauungen zusammen betrachten.

Zwillinge - Schütze
Mathematismus - Monadismus

Beginnen wir mit dem Tierkreiszeichen der Zwillinge und der Weltanschauung des Mathematismus. In ihm wird die Welt zusammengesetzt aus vielen Teilen, die als gleichberechtigt nebeneinanderstehen wie die Zahlen im Zahlensystem, erlebt. Der Mensch, der von dieser Weltanschauung geprägt ist, erfaßt die Welt vor allem unter einem statistischen Gesichtspunkt, häufig ohne persönliches Einbezogensein. Ein Beispiel dafür ist der Unternehmer, der alles nur unter dem Aspekt von Gewinn oder Verlust sieht, ohne sich zu fragen, wie das Geld erarbeitet wird und welche Schicksale damit verbunden sind. So macht ein Mensch, welchem der Mathematismus als Weltanschauung zur Denkgewohnheit geworden ist, häufig einen Eindruck von Sturheit. Er kann zwar begrifflich sehr differenziert denken und weiß sich präzise auszudrücken (kann z.B.

gut Protokolle schreiben), aber es fällt ihm schwer, sich innerlich einer Sache ihrem wahren Wesen gemäß zu verbinden.

Calcium ist hier das Element der Therapie, denn dieses beinhaltet diesen Menschentypus in seinen krankhaften Manifestationen. Dabei sind jedoch, entsprechend den unterschiedlichen Calcium-Verbindungen Nuancen im Arzneimittelbild zu berücksichtigen.

Gehen wir über zur entgegengesetzten Weltanschauung, dem Monadismus; dieser ist polar dem Tierkreiszeichen des Schützen zuzuordnen. Im Gegensatz zum Vertreter des Mathematismus erlebt der Monadist die Welt als eine Einheit, aus welcher sich alles erklären läßt. Hier wird nicht objektiv statistisch erfaßt, sondern subjektiv auf sich bezogen. Daher wird sehr leicht die Welt nur schwarz-weiß gesehen. Als positiv gilt, was dem egoistisch-einheitlich, subjektiv aufgefaßten Ich entspricht, während alles ihm Widersprechende als negativ abgelehnt wird.

Der diesem Typus entsprechende Arzneistoff ist das *Kalium*. Es eignet sich deshalb als Therapeutikum für Patienten, die alles schwarz-weiß erleben, wenig differenziert denken und Begriffe subjektiv prägen. Kaliumtypen bauen sich gerne eine eigene kleine, genau abgesteckte Welt auf. In ihr sind sie glücklich und zufrieden. Umgewöhnung fällt ihnen ungemein schwer, so daß sie mitunter den Eindruck eines beschränkten Horizontes erwecken. Sie können sich soweit abschließen, daß sie zum Eigenbrötler werden. Der Kaliumtypus lebt, liebt, herrscht und gehorcht nur innerhalb seiner eigenen Welt, auf die er sich voll konzentriert und wo er auch ungemein viel erreichen kann.

Eine besondere Entwicklung nimmt der Kaliumtypus, wenn er in Suchtprobleme gerät. Die Suchtproblematik als krankhaft gesteigerte Tendenz, mit der Welt eine harmonische Einheit zu bilden, fällt in diesen Bereich. Daher hat Kalium aceticum comp. sich in der Entzugsbehandlung recht gut bewährt. Unter dieser Behandlung lernt der Süchtige, die Welt nicht nur einförmig zu erleben, sondern sich an Zwischentöne zu gewöhnen und diese zu ertragen. Hieraus kann sich eine differenziertere Sicht der Welt entwickeln.

Krebs - Steinbock
Materialismus - Spiritualismus

Wenden wir uns nun den Weltanschauungen zu, die den Tierkreiszeichen des Krebses bzw. des Steinbocks entsprechen.

Der Materialismus steht unter dem Zeichen des Krebses. Er ist sozusagen eine mechanistische Weltanschauung, die keinen Zugang zum Geistigen der Welt findet. Er anerkennt nur ihre äußere Seite, das sogenannt objektiv Erfaßbare. Er besitzt keine in die Außenwelt führende Selbstlosigkeit, sondern schließt sich wesensmäßig in die Körperlichkeit ein. Hierdurch fällt es ihm besonders schwer, echte seelische und geistige Beziehungen zu anderen Menschen zu entwickeln; Beziehungen richten sich meist stark nach der äußeren Attraktivität des Gegenüber. Der ältliche Geschäftsmann, der sich für seine junge Sekretärin interessiert und sie auf «Geschäftsreisen» mitnimmt, oder die reife Dame, die sich mit ihrem Vermögen einen jungen Gigolo leistet, sind hierfür extreme, aber charakteristische Beispiele. Auch hierbei zeigt sich der Zug zur alleinigen Wertschätzung der äußeren, gleichsam materiellen Erscheinung des anderen Menschen, mit dem man sich identifizieren möchte.

Da ein der Weltanschauung des Krebses zugehöriger Mensch auch sein eigenes Selbstwertgefühl am Materiellen mißt, zeigt er einen Hang zu großspuriger Geschäftigkeit, die unterschwellig mit Angst ums Geld verbunden sein kann. Äußerlich erfolgreiche Vertreter dieses Typus erwarten oft von ihrer Umwelt ein gebührendes Hofieren, bzw. inszenieren dieses selbst, um ihren Eigenwert voll erleben zu können.

Die beschriebenen Deformationen tauchen im Arzneimittelbild des *Fluors* und seiner Verbindungen auf, weswegen wir z.B. Acidum fluoricum und Fluorid diesem Tierkreiszeichen zuordnen.

Obiger Weltanschauung antimaterialistisch entgegengesetzt ist jene des Spiritualismus, die dem Tierkreiszeichen des Steinbocks zugesellt ist. Der durch diese Weltanschauung geprägte Typus ist durch seine Innerlichkeit von vorneherein dazu veranlagt, auch im

Materiellen eine Offenbarung des Geistigen zu sehen. Obwohl er selbstverständlich ebensogut wie der Materialist weiß, daß äußerlich Materielles vorhanden sein muß, faßt er es in erster Linie als Manifestation des zugrundeliegenden Geistigen auf. Solche Menschen interessieren sich meist nicht besonders für die äußere Welt und ihre Gesetze - sie wird als Täuschung empfunden. Sie besitzen jedoch eine starke Sensibilität, daher gibt es für sie nur im Geistigen Wahrheit, Schönheit, Güte - Werte, womit zu beschäftigen sich lohnt.

Wird ein Mensch dieses Typus zum Patienten, dann betont er - oft geradezu demonstrativ - seine antimaterialistische Welteinstellung. Ein Hauptcharakteristikum für ihn ist Introvertiertheit und abnorme Sensibilität. Dies erschwert die Identitätsfindung in der eigenen Körperlichkeit. Der Kranke erlebt in widersprüchlicher Weise sein Geistiges, mit dem er sich voll identifizieren möchte, und seine Körperlichkeit, zu welcher er ein zwiespältiges Verhältnis hat. Dies kann letztlich soweit führen, daß er den physischen Leib als etwas durchaus Fremdes empfindet und ablehnt. Besonders in der Pubertät kann diese Desintegration zwischen Geist und Körper akut werden und als Folge z.B. Pubertätsmagersucht auftreten, wo ausschließlich idealisierte Reinheitsphantasien gelten, gelegentlich verbunden mit totaler Nahrungsverweigerung, was bis zum Tode gehen kann.

Diese Eigenheiten haben eine enge Beziehung zum Arzneimittelbild des *Salzes*. Daher ordnen wir dem Tierkreiszeichen des Steinbocks das Salz - Kochsalz und Steinsalz (Halit) - zu.

Löwe - Wassermann
Sensualismus - Pneumatismus

Gehen wir zum nächsten polaren Paar im Tierkreis, so kommen wir zum Löwen und der Weltanschauung des Sensualismus sowie zum Wassermann und dem Pneumatismus. Der von der Sphäre des Löwen beeinflußte Mensch, in dessen Seele vor allem der Sensualismus lebt, erfährt die Realität der Welt so, wie die Sinne sie ihm vermitteln. Somit glaubt er nur das, was er sehen und anfassen kann.

Aus den Eindrücken heraus, die die Umwelt auf ihn macht, bildet er seine Weltanschauung.

Im Krankheitsbild, das heißt bei einer Übersteigerung, wo die Eindrücke nicht mehr verarbeitet werden können, kann es zu geistiger Trägheit kommen, jede Art von intellektueller Denkarbeit fällt dann schwer.

Hier bestehen Beziehungen zum Arzneimittelbild von *Graphit*, denn wir dürfen annehmen, daß der Kohlenstoff in Beziehung steht zum Tierkreiszeichen des Löwen. Bei einem solchermaßen betroffenen Patienten ist der Kohlenstoffprozeß so gestört, daß dadurch alles, was mit dem sensualistischen Erleben der Welt zusammenhängt, in Mitleidenschaft gezogen wird. Der Kranke wirkt wie ein Mensch, der dicke Mauern um sich erbaut hat, so daß nur ein kleiner Teil der Sinneseindrücke bis zu seinem Bewußtsein gelangen kann. Dazu macht er den Eindruck absoluter Willenslosigkeit, mit den automatenhaften Reaktionen eines Roboters.

Bei der Weltanschauung des Pneumatismus, verbunden dem Tierkreiszeichen des Wassermann, wird die Welt nicht nur durchseelt, sondern in umfassender Weise durchgeistigt erlebt. Ein «Wassermann» wird sich beispielsweise Vorstellungen bilden von den Geistwesen der göttlichen Hierarchien. Es besteht hier Ähnlichkeit mit der Weltanschauung des Spiritualisten, wobei aber der Pneumatist mehr einem «Allgeist» verbunden ist.

Zu diesen Weltenkräften gehört der *Quarz*. Durch sein Einwirken entsteht das Gefühl eines wirklichen Einsseins mit dem Kosmos. Die Seele erlebt sich nicht mehr als etwas vom Weltall Abgesondertes, sondern schaut die Erde wie ein Lebewesen, das aus der Weltenäthersphäre herausgeboren ist.

Ein solcher Mensch erlebt die Welt als eine Gemeinschaft, auch im sozialen Bereich. Er ist friedliebend, nicht aggressiv, nimmt sich zurück. Er hat wohl seine eigene Meinung, aber er vertritt diese auf rücksichtsvolle Art. Sich selbst sieht er objektiv, wie aus der Sicht der anderen. Das kann jedoch so weit gehen, daß er sich stets für denjenigen hält, der alles falsch macht, daß er sich als unbedeutend oder gar als Versager erlebt.

Jungfrau - Fische
Phänomenalismus - Psychismus

Das nächste polare Tierkreispaar beinhaltet die Kräfte der Jungfrau und der Fische. Zur Jungfrau gehört die Weltanschauung des Phänomenalismus, welcher auf die wesenhaft erlebten Erscheinungen der Welt ausgerichtet ist. Ein Träger des Phänomenalismus schaut auf jede Erscheinung, gleichviel ob sie ihm von außen durch die Sinne oder von innen durch Vorstellungen entgegentritt, als auf etwas die Welt Konstituierendes hin. Seine Philosophie ersteht aus der gleichen Art der Sinneswahrnehmung, durch welche zum Beispiel die Bewegung der eigenen Gliedmaßen wahrgenommen werden kann. Diese Art des Wahrnehmens ist immer ein Erkennen der Außenwelt, jedoch aktiv gewollt und nicht nur passiv erfahren. So sind viele überzeugte Vertreter der Homöopathie ausgesprochene Phänomenalisten.

Obwohl der Phänomenalist sich aktiv mit der Umwelt und den Menschen verbindet, bleiben diese Berührungen auf einer unpersönlichen, eben rein phänomenalistischen Erkenntnisstufe stehen. Es kommt zu keiner individuellen Begegnung mit dem Mitmenschen, wo durch Herzenswärme eine Brücke zum Du geschlagen würde - eine solch direkte Konfrontation wird bewußt vermieden. Bei krankhaften Zuständen kommt es zu einer echten Abkapselung in Verbindung mit einer verdrießlichen Stimmungslage. Ein solcher Patient wirkt unnahbar, sucht keine Freundschaften, stellt aber auch keine Ansprüche an die Umwelt, außer daß man ihn zufrieden läßt. Als charakteristisches Beispiel hierfür kann das «Waisenkind» gelten, das wohl seine Umwelt genau wahrnimmt, sich jedoch von ihr zurückzieht und auch scheinbar nichts von ihr erwartet.

Dem Tierkreiszeichen der Jungfrau ordnen wir das *Magnesium* zu, in dessen Arzneimittelbild die geschilderten Aspekte auftauchen.

Gegenüber der Jungfrau stehen die Fische. Hier finden wir eine Weltanschauung mit Schwerpunkt auf dem Psychismus, und folgerichtig eine andere medizinisch arbeitende Gruppe, die diese Weltanschauung zum Ausgangspunkt ihrer Therapie macht - es sind die

Psychotherapeuten, vor allem die Anhänger der Lehre von C.G. Jung. Sie erleben die Welt in kontemplativer Weise; das selbstlos lauschende Ohr ist dabei besonders herangebildet, wodurch das Seelenhafte erkannt werden kann. Es ist dies eine reflektierende Haltung. Während aber beim Phänomenalismus die Aufmerksamkeit nach außen gerichtet ist, wendet sie sich hier nach innen. Alles Seelische wird dabei intensiv empfunden und verinnerlicht, es kann nicht in unbewußter Weise nach außen projiziert und entsprechend ausgelebt werden. Seelische Kränkungen gehen daher sehr tief und können auch nur schwer vergessen werden.

In der Beschreibung des Arzneimittelbildes zu potenzierter *Salpetersäure*, welches hierher paßt, heißt es: «Sie (die Patienten) können nicht verzeihen. Leid wird besonders stark empfunden und wenn es nicht verarbeitet werden kann, wenn keine Großmut entwickelt werden kann, die das Verzeihen ermöglicht, dann entsteht das enttäuschte Lebensgefühl, und es entsteht ein Mißtrauen gegenüber anderen Menschen und der Umwelt. Sie bleiben in ihrer eigenen Welt des Mißtrauens und können nicht mehr mit anderen Menschen richtig kommunizieren.» (G. Vithoulkas, Essenzen homöopathischer Arzneimittel, 1986.)

In der Salpetersäure ist der Stickstoff ein wesentlicher chemischer Bestandteil, und wir ordnen daher dieses Element dem Tierkreiszeichen der Fische zu.

Waage - Widder
Realismus - Idealismus

Das nächste Kräftepaar im Tierkreis sind Waage und Widder. Der Waage entspricht die Weltanschauung des Realismus. Der Realist hat weder eine materialistische noch eine spirituelle Gesinnung, sondern hält sich vorzüglich an das «Handgreifliche» dessen, was um ihn her ausgebreitet ist. Dieses anerkennt er als real; dabei spekuliert er nicht darüber, ob es sich um eine geistige Eingebung oder um etwas Praktisch-Materielles handelt. Es ist dies die Weltanschauung des Alltäglichen.

Solchermaßen veranlagten Menschen gelingt es vorzüglich, das tägliche Leben zu meistern. Sie werden darum auch häufig als Klassensprecher, Organisatoren in Vereinen, Führerinnen von Frauengruppen usw. angetroffen. Dabei bleiben sie aber gerne außerhalb des Scheinwerferlichtes, ganz im Gegensatz zum Vertreter des Tierkreiszeichens des Widders.

Jedoch der typische Repräsentant des Realismus nimmt - beinahe automatisch - alle Vorkommnisse dieser Welt ausschließlich von seinem rein persönlichen Standpunkt aus wahr. So denkt er bei jedem Ereignis, gleichgültig wen dieses trifft, zuerst daran, was es für ihn selbst bedeutet. Er hat eine fordernde Art seiner Umwelt gegenüber in ganz handgreiflichen Dingen und versucht, aus allem persönlichen Nutzen zu ziehen. Dies nicht nur in bezug auf materielle Werte, sondern auch auf Menschen.

Im Arzneimittelbild von *Arsen (Arsenicum album)* finden wir Entsprechungen, und so vermuten wir, daß diese Substanz zu den Tierkreiskräften der Waage in Beziehung steht.

Im Gegensatz dazu steht der mit dem Tierkreis des Widder kommunizierende Idealismus. Echter Idealismus ist nicht so zu verstehen, daß seine Vertreter das Reale, Tatsächliche aberkennen oder gar leugnen, sie ringen jedoch darum, auch das Alltagsleben mit Idealen zu durchziehen - nur so bekommt es überhaupt einen Sinn. Ideen bedeuten hier nicht menschliche Phantasiegebilde, sondern werden als im Weltenprozeß begründet empfunden. Eine gewisse Opferbereitschaft bildet den Hintergrund dieser Weltanschauung, welche auch das Alltäglichste würdig zu bewältigen weiß, ja ihm unter Umständen sogar einen gewissen Glanz verleiht. In diesem Sinne ist Idealismus eine Ergänzung des Realismus.

Fehlen jedoch einem so veranlagten Menschen die Tugenden der Demut und der Ehrfurcht, so besteht die Gefahr, daß er sich in Extravaganzen verliert, daß er bei seiner übermäßigen Begeisterung für das Ideelle sich selbst als Ideal erlebt. Seine Identifikation damit geht dann so weit, daß er zur Überzeugung gelangt, er sei dessen Verkörperung und verdiene daher, von der Umwelt geschätzt und bewundert zu werden. Er liebt Glanz und Glorienschein, daher legt er auch auf seine äußere Erscheinung größten Wert. Es wird ihm zur Selbstverständlichkeit, stets Mittelpunkt aller Aufmerksamkeit zu sein.

Zum Bereich dieser Phänomene gehört als therapeutisches Element das Arzneimittelbild des *Phosphor*.

Skorpion - Stier
Dynamismus - Rationalismus

Wir kommen zum letzten Tierkreispaar, womit sich der Kreis schließt. Es sind Skorpion und Stier und die ihnen entsprechenden Weltanschauungen sind Dynamismus und Rationalismus.

Der Dynamismus des Skorpions ist die Weltanschauung des umwälzenden, tiefgründigen Philosophen. Ein solcher kann nicht anders, als allem auf den Grund zu gehen, alles auf den Kopf zu stellen, um, wenn möglich, daraus neue Ideen zu entwickeln. Dieser Typus ist ausgesprochen denkerisch veranlagt und vertieft sich leidenschaftlich gerne in wissenschaftliche Probleme. Er ist geistig beschlagen, stets darum bemüht, noch mehr Wissen anzusammeln, kann immer und überall mitreden. Durch seine Tiefgründigkeit und die Art seines Forschens kommt er der Dynamik des Weltgeschehens oft sehr nahe. Er versucht zu erkennen, «was die Welt im Innersten zusammenhält», aber auch, was sie verändern könnte, und vermag durch seine Erkenntnisse oft entscheidenden Einfluß darauf zu nehmen.

Verliert ein solcher Mensch jedoch das Maß, dann wird er zu einer hitzigen und explosiven Persönlichkeit, bei welcher die Qualitäten seines tiefschürfenden, revolutionären Denkens von der unkontrollierten zerstörerischen Wucht des Kampfstieres niedergetrampelt werden.

Diesem pathologischen Extrem entspricht in besonderer Weise die Arzneisubstanz *Sulfur (Schwefel)*, wenn sie in potenzierter Form eingesetzt wird.

Anders wirkt der zum Tierkreiszeichen des Stiers gehörende Rationalismus. Der Einfluß eines Rationalisten auf das Weltgeschehen ist der des Politikers und Taktikers. Er «philosophiert» nur soweit, als sich dies aus der sinnlich-realen Lebenslage ergibt. Seine Ideen haben mehr pragmatischen Bezug zu bestimmten Situationen, und ihre Umsetzung ist immer die Fortsetzung eines Bestehenden. Ein wirklicher Rationalist ist im Grunde immer nach rückwärts gewandt. Neue Ideen sind meist nicht originär die seinen, sondern er hat sie, vielleicht geringfügig modifiziert, von anderen übernommen. Aber seine Stärke ist es, sie nach rationalistischen Gesichtspunkten zu verwirklichen.

Kommt es zu einem Krankheitsbild, so ist festzustellen, daß ein solcher Patient durch ein besonderes Manko gekennzeichnet ist: sein Denken ist verlangsamt, die Begriffsfindung fällt ihm außerordentlich schwer, und er bleibt einem rein vorstellungsmäßigen Bilddenken verhaftet. Es fehlen ihm somit die wesentlichen intellektuellen Fähigkeiten des Dynamisten.

Gewisse Anzeichen sprechen dafür, daß diese Weltanschauung Beziehungen zum Arzneimittelbild von *Alumina (Ton)* haben könnte.

Aus dem Dargestellten läßt sich somit folgern, daß jede der zwölf Weltanschauungen Ausdruck ist einer gewissen Beleuchtung der menschlichen Ich-Wesenheit durch bestimmte Kräfte des Tierkreises. Das Zentralmotiv bei allen zwölf Weltanschauungen ist die Identitätsfindung. Das Ich erlebt sich immer in der Spannung von zwei polaren Aspekten, z.B. von Sein und Schein, Konstanz und Wandlung, Geist und Körper, Innerlichkeit und Äußerlichkeit. Die Ich-Findung ist dabei ein Weg, um diese Spannungen zunächst in der Seele ertragen zu lernen, dann sie auszugleichen zu suchen, um endlich - Ziel der Zukunft - sie in Harmonie vereinen zu können. Bei den oberen «hellen» Tierkreiszeichen (Widder bis Waage) geht dieser Weg zunächst mehr nach außen zum Materiellen hin, bei den unteren «dunklen» (Skorpion bis Fische) mehr nach innen zum Geistigen. Am deutlichsten zeigt sich dies bei der Weltanschauung des Krebses (Materialismus) und jener des Steinbocks (Spiritualismus). Aus den beiden Richtungen, die das Ich bei der Identitätsfindung zu gehen hat, ergeben sich auch die Veranlagungen des Menschen zu Extraversion oder Introversion.

Auf Grund der Einheit von Mensch und Natur finden sich diese Aspekte auch in bestimmten Natursubstanzen, die in potenzierter oder alchimistisch aufbereiteter Form zu Heilmitteln verarbeitet werden können. Dadurch vermögen diese Heilmittel den Menschen anzusprechen, können sein gestörtes Verhältnis zu den Tierkreiskräften, die in ihm wirken, harmonisieren und ihm helfen, die polaren Kräfte seiner Identität innerhalb dieser Zwölfheit auszugleichen.

Den zwölf Weltanschauungen entsprechen zwölf Konstitutionstypen. Auch diese tauchen in den Arzneimittelbildern auf. So gibt es zum Beispiel die Quarz-Konstitution, kenntlich an der unirdisch durchscheinenden Haut ihres Trägers, die helle, eventuell sogar rötlich glänzende Phosphor-Konstitution, die rundlich-feste Calcium-Konstitution, die eruptive, zu Ausschlägen neigende Sulfur-Konstitution, die trocken-hagere Alumina(Ton)-Konstitution, die weiche, wäßrig wirkende Kalium-Konstitution, die feste, blasse Salz(Halit)-Konstitution, die narbige Graphit-Konstitution. Die restlichen drei Konstitutionstypen wären noch zu entwickeln und zu definieren.

KRANKHEIT UND HEILMITTEL IN DER ANTHROPOSOPHISCH ORIENTIERTEN MEDIZIN

Die inneren Ursachen der Krankheiten und ihre Diagnostik

Alles dasjenige, was vom Astralleib im physischen Leibe also bewirkt wurde, das ist die Grundlage von dem, was als Krankheit entstand. Das ist die geistige Ursache von Krankheiten des Menschen. ...
Medizin ist die Metamorphosierung der geistigen Behandlung des Menschen ins Stoffliche.

Rudolf Steiner

Das Krankheitsverständnis der anthroposophischen Medizin leitet sich unmittelbar her von der geisteswissenschaftlichen Menschenkunde, wie sie im allgemeinen Teil dieser Schrift dargelegt ist. Dort ist auch bereits auf einzelne Krankheitsdispositionen bzw. Erkrankungen hingewiesen. Hier sollen nun die verschiedenen Aspekte einer Erkrankung erkenntnismäßig etwas eingehender betrachtet werden, um damit auf die Pharmazie und die Heilmittel überzuleiten.

Ausgangspunkt für das Krankheitsverständnis ist die «Dreigliederung des menschlichen Organismus» im anthroposophischen Sinne. Um die Bedeutung dieser Dreiheit besser verstehen zu können, soll zunächst auf entsprechende Äußerungen von Paracelsus zurückgegriffen werden.

Im «Opus Paramirum» führt er aus, daß alle Krankheiten letztlich auf eine Störung im Verhältnis dreier Prinzipien zurückzuführen seien. Bei diesen Prinzipien - er nennt sie *Sal, Merkur, Sulfur* - handelt es sich um grundlegende Kräfte, die im Menschen wie im Weltganzen wirken. Vermag der Arzt diese trinitarischen Prinzipien im Makrokosmos zu erkennen, dann erkennt er sie auch im Mikrokosmos Mensch. Dann erst weiß er, welche Krankheitsursache wirklich vorliegt und was er therapeutisch unternehmen muß. Daher hat der Arzt in erster Linie diese drei Prinzipien zu erforschen, denn nur hier findet er den Ursprung der Krankheiten. Sind die drei Prinzipien im Menschen in Harmonie miteinander verbunden, dann fühlt er sich gesund. Wenn sie aber zerfallen, sich trennen, so bedeutet dies den Beginn einer Erkrankung. - Soweit Paracelsus.

Rudolf Steiner hat das dreifache Prinzip von Sal, Merkur, Sulfur ebenfalls als grundlegend für das Verständnis der Krankheit wie des Heilmittels erkannt und es deshalb in einer dem modernen Bewußtsein entsprechenden Weise neu erschlossen. Danach ist das Sal-Prinzip primär tätig im Sinnes-Nervensystem und bildet die Grundlage für das Denken. Das Merkur-Prinzip wirkt vor allem im rhythmischen System und ermöglicht das Fühlen. Das Sulfur-Prinzip herrscht vor im Stoffwechsel-Gliedmaßensystem und läßt den Willen entstehen. (Wir haben die sich hieraus ergebende funktionelle Dreigliederung bereits dargestellt.)

Aus dieser neuen Auffassung der Dreigliederung kann auch das Ineinanderwirken der drei Prinzipien rationell verstanden werden. Wirken sie harmonisch zusammen, dann befindet sich der Mensch in seinem Denken, Fühlen und Wollen im Gleichgewicht und somit auch im Zustand der Gesundheit. Treten in dieser Dreiheit aber Störungen auf, dann äußert sich dies in den verschiedenen Bereichen des menschlichen Organismus als Krankheit.

Will man einen Heilungsprozeß auslösen bzw. unterstützen, muß auf den Bereich der funktionellen Dreigliederung eingewirkt werden, von wo die Krankheit ihren Ausgang genommen hat. Durch die Art der pharmazeutischen Verarbeitung wird eine Substanz dem betroffenen Bereich des Organismus gleichsam zugeordnet, d.h. es wird eines der drei Prinzipien rein aus der Substanz herausgearbeitet, so daß es im Sinne der zugrundeliegenden gestörten Dreiheit auf die Krankheit einwirken kann. Bei richtiger Auswahl bekommt eine Substanz, z.B. Kupfer oder Kalium, welche an sich schon mit den entsprechenden Krankheitsprozessen verwandt ist, eine spezifische Beziehung zur ursächlichen krankhaften Störung.

Krankheiten des Sinnes-Nervensystems

Die Krankheiten im Sinnes-Nervensystem können wir unter dem Aspekt der Zwölfheit verstehen. Wir haben im vorausgehenden Kapitel dargelegt, daß sich menschenkundlich zwölf Typen unterscheiden lassen. Diese sind so differenziert, daß sie die Welt durch zwölf verschiedene Möglichkeiten an Sinneswahrnehmungen erfassen. Entsprechend differenziert bilden sich auch die Denkgewohnheiten aus. Hiermit korreliert jeweils eine entsprechende Konstitution. Erkrankungen, die von diesem Bereich ausgehen, ergreifen aber alle Seinsebenen des Menschen, somit äußern sie sich nicht nur als Sinnesstörungen, sondern auch als funktionelle Beschwerden, z.b. Arrhythmien, und als organische Krankheiten, z.b. Ekzeme oder Geschwulsterkrankungen.

Daß diese Erkrankungen ursächlich mit dem Nerven-Sinnessystem zusammenhängen, wird daraus ersichtlich, daß stets eine bestimmte, krankhaft einseitig geprägte Konstitution vorliegt und daß im Bereich der Sinneswahrnehmungen Auffälligkeiten wie z.B. Geruchs-, Geräusch- oder Lichtempfindlichkeit auftreten, wobei hier aber auch das Gegenteil möglich ist bis zu absoluter Unempfindlichkeit der Sinne. Die Sinnesstörungen beschränken sich selbstverständlich nicht auf die fünf bekannten Sinne, sondern können jeden der zwölf Sinne befallen. So kann beispielsweise der Ichsinn betroffen sein, was sich in einer übersteigerten Ichbezogenheit im Denken äußert, wobei die anderen Menschen kaum mehr beachtet werden. Dieser Erkrankung entspricht das Arzneimittelbild von Phosphor, denn man findet in den Arzneimittelbildern zu den Mineralien immer bestimmte Sinnesstörungen, die in Zusammenhang stehen mit einem definierten Sinnesorgan, das seinerseits eine enge Beziehung zum entsprechenden Tierkreiszeichen besitzt.

Im Kapitel zur Menschenkunde, wo diese Zwölfheit eingehend dargestellt ist, geht es vor allem um die Denkgewohnheiten, die sich aus den Sinneswahrnehmungen ergeben. Wesentlich extremer treten die Phänomene zutage bei einer Erkrankung, insbesondere wenn sie mit auffälligen Verhaltensstörungen verbunden ist. Einer

entsprechend durchgeführten Krankheitsdiagnostik wird es aber in vielen Fällen möglich sein, das richtige Heilmittel zu finden.
Im erwähnten Kapitel sind zwölf Substanzen beschrieben, und zwar Mineralien und Elemente, die therapeutisch eingesetzt werden können. Selbstverständlich haben auch zahlreiche pflanzliche Heilmittel sowie Präparate aus dem Tierreich hierzu gewisse Beziehungen. Deren Zusammenhänge mit dem Menschen sind jedoch in diesem Bereich äußerst komplex, da sie sowohl Tierkreis- wie Planetenaspekte beinhalten. Aus diesem Grunde können sie hier auch nicht dargestellt werden.

Krankheiten des rhythmischen Systems

Wenden wir uns dem rhythmischen System, der Ebene des Fühlens zu. Hier kommen wir, wie bereits dargestellt, in den Bereich der Siebenheit der Charaktere und ihrer Beziehung zu bestimmten Metallen. Krankheiten des rhythmischen Systems können sieben grundsätzlich verschiedene Richtungen nehmen, aber weil der Mensch eine Einheit ist, sind trotzdem wiederum alle Seinsebenen betroffen. Störungen und Krankheiten in diesem Bereich äußern sich als Einseitigkeiten des Charakters, wie Eigenbrötelei, Geiz, Narzißmus, illusionäres Wunschleben, Wankelmütigkeit, Phobien, Verfolgungswahn und anderes mehr. (Vergleiche hierzu die in Kapitel *Charaktertypologien* beschriebenen gesund ausgebildeten Veranlagungen.) Bestimmte Charakterbesonderheiten und -äußerungen können dem Arzt die nötigen Hinweise für eine Therapie geben. Es ist vor allem die Stimme, durch welche bei entsprechenden Erkrankungen die Besonderheiten zum Ausdruck kommen.

Ist bei der Zwölfheit die Identitätsfindung bzw. -verunsicherung das zentrale Motiv der Krankheitsbilder, so tritt diese Problematik hier in ganz anderer Weise auf. Die Identitätsfindung ist scheinbar gegeben, das Ich kann sich wie selbstverständlich mit der Welt der Gefühle identifizieren. Es zeigt sich aber, daß im Laufe des Lebens dieses Identitätserleben sich verändern, gleichsam aufgegeben werden muß - was immer ein schmerzvoller Prozeß ist -, um sich auf höherer Ebene neu zu formieren. Durch solche Verwandlung - der Blattmetamorphose der Pflanze vergleichbar - gestaltet das Ich die eigene Biographie. Durch eine mangelhafte Metamorphose verursachte Schwierigkeiten oder Krankheiten können durch entsprechende Metallpräparate positiv beeinflußt werden.

Krankheiten des Stoffwechsel-Gliedmaßensystems

Kommen wir zum dritten Bereich der funktionellen Dreigliederung, dem Stoffwechsel-Gliedmaßensystem. Hier sind wir im Gebiet der Polarität. Aber wie es die zwei oben beschriebenen Krankheitsarten tun, so wirken sich auch die Erkrankungen in diesem Bereich (Entzündung und Sklerose) auf den ganzen Organismus aus. Daher finden sich hier nicht nur organische oder funktionelle Störungen, sondern auch seelische und geistige. Eine zu starke Aktivität des Stoffwechselsystems führt zum Krankheitskomplex der Hysterie (als Gegensatz zur Neurasthenie). Im Seelischen ist hiermit häufig eine allzu optimistische, krankhaft euphorische Stimmung verbunden. Dies ist z.B. im Vorstadium eines typischen Migräneanfalls zu beobachten. Der Patient wird äußerst unternehmungslustig, ist gut aufgelegt und glaubt sich zu allem befähigt - bis dieses Hochgefühl durch den Anfall abrupt unterbrochen wird, um ins Gegenteil umzuschlagen. Ganz anders der Spannungskopfschmerz, der sich mit einer eher pessimistischen Grundstimmung verbindet. Er basiert auf einem zu schwach wirkenden Stoffwechselpol, dem ein überaktiver Nerven-Sinnespol gegenübersteht.

Ein anderes Beispiel für das Verständnis von Krankheiten auf dieser Ebene sind zwei Darmerkrankungen: Colitis ulcerosa und Morbus Crohn. Schulmedizinisch werden beide im wesentlichen gleich behandelt, obwohl hier konträre Krankheitsursachen vorliegen. Symptomatisch zeigen sich folgende Phänomene.

Ein Patient mit Colitis ulcerosa hat meist ein offenes, von Sympathie erfülltes Verhältnis zur Umwelt. Er ist grundsätzlich optimistisch bzw. stellt einen gewissen Optimismus zur Schau, was nicht heißt, daß er nicht gleichwohl Angst empfinden kann. Unter dem

Aspekt der Polarität kann diese Erkrankung als hysterische Grundkrankheit gelten, in welcher willensmäßige Wunschvorstellungen auf der organischen Ebene des Darmtraktes einen inadäquaten Abdruck finden. Bei Morbus Crohn dagegen, wo zunächst nicht der Dickdarm, sondern vorzugsweise der Endabschnitt des Dünndarms betroffen ist, liegt eine gegenteilige Seelenstimmung vor. Hier herrscht ein depressiver Grundton, eventuell verbunden mit Aggressionen gegenüber der Umwelt. Das antipathische Element steht im Vordergrund, und daraus läßt sich schließen, daß dieser Erkrankung eine neurasthenische Komponente zugrunde liegt. Entsprechend diesen Differenzierungen setzt die anthroposophisch orientierte Medizin, wie auch die Homöopathie, bei diesen Krankheiten unterschiedliche Medikamente ein. Bei Morbus Crohn sind es Quarz- und Apis-Präparate, denn beide Substanzen sind dem Kopfbereich zuzuordnen. Bei der Colitis ulcerosa ist vor allem an Mercurius vivus naturalis und Ferrum hydroxydatum zu denken.

Um die Schwierigkeiten, welchen der Arzt bei der Diagnose begegnet, etwas verständlicher zu machen, sei noch das Folgende erwähnt. Die Beurteilung, welche Faktoren primär als Ursache vorliegen und welche sekundär als Reaktion des Organismus anzusehen sind, ist nicht einfach. Beide Krankheitstypen werden von den nämlichen Prozessen, entzündliche wie sklerotisierende, begleitet, nur daß bei der hysterischen Krankheitsanlage die Entzündungsprozesse die primären sind, bei der neurasthenischen dagegen die Skleroseprozesse als «kalte» Prozesse. Dazu kommt, daß die sklerotisierenden Prozesse in einer ersten Phase als kalte exsudative Prozesse auftreten, später aber indurativ werden, was die Diagnose weiterhin erschwert. Für die Behandlung von funktionellen und entzündlich-allergischen Erkrankungen ist es jedoch von entscheidender Bedeutung, diese Unterscheidungen zu treffen, um die geeigneten Heilmittel zu finden.

Es sei zugegeben, die hier praktizierte grundsätzliche Art der Entwicklung des Krankheitsverständnisses unter dem Aspekt der geschilderten Dreiheit der funktionellen Systeme mag auf den ersten Blick etwas schematisch oder gar simpel erscheinen. Das ist sie nicht! In der ärztlichen Praxis gestalten sich nämlich die Verhältnisse bedeutend komplexer, als sie hier geschildert werden können, weil zahlreiche Übergänge und Rückwirkungen innerhalb der funktionellen Dreigliederung möglich sind. Jedes ihrer Teile beinhaltet in der Tat den ganzen Komplex, so daß sich wiederum in jedem der drei Systeme sämtliche Krankheitsursachen finden lassen. Schlußendlich ist in jedem Organ, handle es sich um die Leber, die Niere, die Lunge oder welches immer, diese Komplexität nachweisbar, und der Arzt ist in der Praxis mit dieser Vielfalt stets konfrontiert.

Ein weiteres Eingehen auf diese Fragen ist hier nicht möglich und auch nicht sinnvoll, denn diese Darstellung soll kein medizinisches Handbuch für Fachleute sein, sondern dem interessierten Laien einige grundsätzliche Vorstellungen zum Krankheitsverständnis aus anthroposophischer Sicht ermöglichen. Es wird daher auch nicht speziell auf die Wesensglieder eingegangen, denn eine solche Betrachtung müßte an einzelnen Fallbeispielen durchgeführt werden. Dafür sei auf die entsprechende Fachliteratur verwiesen.

Krankheit als Naturprozeß und als kosmologischer Prozeß

... und derjenige, der heilen will, ohne den Geist der Steine und Pflanzen zu kennen, der kann eigentlich nur nach traditionellen Angaben im Finsteren tappen.
Rudolf Steiner

Mensch und Natur

In der Auffassung der anthroposophischen Medizin, wie ganz allgemein der anthroposophischen Geisteswissenschaft, hat die Natur kosmologische und anthropologische Dimensionen. Natur und Mensch sind aufeinander bezogen, weil beide einen gemeinsamen Ursprung aufweisen und einen gemeinsamen evolutiven Weg hinter sich haben. Dem Menschen fällt aber eine besondere Rolle zu, indem er durch seine Fähigkeiten dazu aufgerufen ist, die Natur weiterzuführen. Schon Paracelsus betonte, daß die Natur in ihrer Entwicklung nicht vollendet sei und überall durch den Menschen weitergebracht werden müsse. Zur Verdeutlichung führt er folgende Beispiele an.

Die Natur bringt das Holz hervor - der Mensch aber kann daraus ein Haus bauen oder eine Statue schnitzen. Die Natur bringt es bis zum Getreide (das jedoch im Grunde ebenfalls bereits eine durch Menschenkunst gezüchtete Pflanzenform ist) - der Mensch aber muß es ernten, mahlen, kneten und zu Brot verbacken. Die Natur bringt ein bestimmtes Kraut hervor - der Mensch wird es weiterverarbeiten zum Heilmittel. Der Mensch ist zur Vollendung der Natur aufgerufen, und in diesem Sinne kann er selber als Schöpfer in der Schöpfung tätig sein.

Mit jeder Heilmittelherstellung, bei welcher ein Mineral, eine Pflanze oder eine tierische Substanz umgewandelt wird und Heileigenschaften erlangt, wird somit ein Schöpfungsprozeß vollzogen. Die Heilmittelherstellung in diesem Sinne ist nichts Willkürliches, sondern ein Arbeiten mit der Natur unter Einbezug ihrer Entwicklungsmöglichkeiten. Dies zu verstehen ist nur möglich im Hinblick auf eine umfassende Kosmologie, wie wir sie hier andeutungsweise darstellen wollen.

Krankheit als zeitlich oder örtlich verschobener Naturprozeß

Hierfür müssen wir uns zunächst ein neues Krankheitsverständnis erarbeiten. Nehmen wir die Krankheit als dynamisches Geschehen, werden wir entdecken, daß bestimmte Prozesse in der Natur die gleiche Dynamik besitzen. Hier sind diese Prozesse aber natürliche Abläufe, während sie im Menschen bestimmte Krankheiten auslösen. Derselbe Prozeß kann also ein normaler, naturgemäßer sein und zugleich für den Menschen ein krankmachender. Der eigentliche dynamische Prozeß wird aber nur krankmachen, wenn er im Menschen zur falschen Zeit und/oder am falschen Ort auftritt. Wir wollen ein einfaches Beispiel geben, um dies zu verdeutlichen.

Wenn ein Patient Nacht für Nacht unter Schlaflosigkeit leidet, dann kann dies zu einem schwerwiegenden Krankheitserleben führen. Kann dagegen derselbe Patient tagsüber nicht schlafen, dann ist dies kein krankhaftes Geschehen. Derselbe Prozeß, der nachts krankmachend wirkt, ist tagsüber ein normaler physiologisch bedingter. Die zeitliche Verschiebung macht ihn erst zu einem Krankheitsprozeß.

Unter diesem Aspekt kann man alle Krankheiten als eine zeitliche Diskrepanz verstehen. Dabei kann sich die Verschiebung auf Zeiträume beziehen, die die gesamte Menschheitsentwicklung umfassen. In einzelnen Krankheitsprozessen können Vorgänge auftreten, die zu Beginn der Evolution normal waren. Erkrankungen sind somit meist Rückgriffe auf vergangene Geschehnisse.

Die Natur nun ist ein Spiegel der Evolution. Indem der Mensch im Laufe seiner Entwicklung die Natur nach und nach aus sich herausgesetzt hat, konservierten die verschiedenen Substanzen in sich Prozesse, die eine enge Beziehung haben zu dem Zeitpunkt der Evolution, wo sie auch im Menschen normale Prozesse waren. Der Mensch hat sich aber weiterentwickelt und damit den jeweiligen Prozeß überwunden, während dieser als Naturprozeß weiterhin bestehen kann. - Betrachten wir ein anderes Beispiel, um diesen Aspekt zu verdeutlichen.

Ein Kind bekommt hohes Fieber. Fieber ist zwar an sich keine Krankheit, sondern eine Reaktion des Organismus auf ein eigentliches Krankheitsgeschehen und bedarf daher in vielen Fällen auch keiner unmittelbaren Behandlung. Dennoch kann hohes Fieber gefährlich werden, und der Arzt wird dann die notwendigen Maßnahmen treffen, um einen bleibenden Gesundheitsschaden zu vermeiden. - In dem hier besprochenen Zusammenhang wollen wir jedoch nicht auf diese medizinischen Aspekte eingehen, sondern unter dem Gesichtspunkt der Evolution prinzipielle Zusammenhänge zwischen dem hier gemeinten Krankheitsverständnis und einem häufig bei Fieber gebrauchten Heilmittel aufzeigen. Unter dem kosmologisch-evolutiven Aspekt kann man nämlich Fieber ansehen als einen Rückfall in die Verhältnisse einer bestimmten Phase der Erdenentwicklung, die dem heutigen Erdenzustand weit vorausgegangen ist und wo das Leben in der Wärme allein das Normale war. Rudolf Steiner bezeichnet diese Zeit als «alten Saturn».

Dieser «Saturnzustand» ist heute im Menschen normalerweise überwunden, in fiebrigen Krankheitsprozessen jedoch kann der Mensch trotzdem wieder bis zu einem gewissen Grad in ihn zurückfallen. Was damals ein normales Geschehen war - ein Leben sozusagen im Fieberzustand -, ist heute ein krankhaftes und bedarf der Behandlung. Hierfür werden Heilmittel eingesetzt, die den «Rückfall in den Saturnzustand» überwinden helfen. Ein solches Heilmittel ist z.B. Argentum D20. Argentum - Silber - wird als planetarisches Metall dem Monde zugeordnet, während das dem Saturn (der heutige Planet dieses Namens bewahrt in seinem kosmischen Kraftgefüge Erinnerungen an jenen alten Erdenzustand) zuzuordnende Metall Plumbum - Blei - ist. Silber besitzt polare Wirkenseigenschaften zu Blei. Wenn man daher hochpotenziertes Silber als Heilmittel einsetzt, wirkt man einem übermäßigen und unzeitigen Saturneinfluß entgegen. Tief potenziertes Blei, welches dem hier gemeinten «Saturnzustand» direkt als Heilmittel entsprechen würde, kann nicht angewandt werden, weil es in dieser Form toxisch ist. An diesem Beispiel der Anwendung von Silber in Hochpotenz wird das anfangs erwähnte kosmologische und anthropologische Verständnis der Natursubstanz deutlich.

Arteriosklerose als ein zeitlich verlagerter einseitiger Naturprozeß

Betrachten wir aus dem Blickfeld der kosmisch-menschlichen Entwicklung ein anderes Krankheitsbild, das ebenfalls als ein Zurückfallen in alte Zustände verstanden werden kann. Hier steht nicht die Wärme im Vordergrund, sondern die Verhärtung und Abgrenzung. Im alten Saturnzustand war der Mensch noch weitgehend mit dem Kosmos verbunden, er hat sich aber im Verlaufe der Entwicklung aus dieser Verwobenheit allmählich herausgelöst. Jakob Böhme schildert diese Emanzipation bildlich als «Verlust der göttlichen Jungfrau Sophia». Durch die Sophia - die Urweisheit - hat der Urmensch in der Ewigkeit gelebt. Um sich selbst erleben zu können, mußte er beginnen, in der Zeit zu leben und sich gegenüber der göttlichen Urweisheit abzugrenzen. Dadurch sind die physischen Gesetzmäßigkeiten des Leibes entstanden, so wie sie in unserem heutigen Kopf zum Ausdruck kommen. Der Kopf als der entwicklungsgeschichtlich älteste Teil des Menschen repräsentiert in seinen Funktionen gewissermaßen die Erinnerung an den Saturnzustand.

Physisch ist der Kopf durch seine festen Schädelknochen von der Umwelt abgegrenzt. Wenn die abgrenzenden Kräfte aber zu stark werden, z.b. im vorgerückten Alter, und dadurch nicht nur der Knochen verkalkt, sondern auch das Bindegewebe oder sogar die Arterien, dann reißt auch die geistige Verbindung zur Umwelt ab. Der Mensch fällt sozusagen in den alten Saturnzustand zurück, wo diese Abgrenzungstendenzen richtig und notwendig waren.

Scleron als Heilmittel gegen Arteriosklerose

Als Krankheitserscheinung tritt hierbei die Arteriosklerose auf, verbunden mit Bluthochdruck, wobei der Patient ein blasses Aussehen bekommt. Die anthroposophische Medizin und die Homöopathie verwenden hierfür Plumbum in höherer Potenz. Aus der dargestellten kosmologischen Beziehung wird auch verständlich, warum Blei hier indiziert sein kann. Blei als irdisches, dem Saturn jedoch entsprechendes Metall hilft in Hochpotenz dem Menschen, die zu stark in ihm wirkenden verhärtenden Saturnprozesse zu überwinden. Scleron, ein Heilmittel, das Rudolf Steiner zur Behandlung und zur Vorbeugung der Arteriosklerose angegeben hat, beinhaltet Blei in der Potenz von D12. Es enthält aber noch eine weitere wichtige Substanz, nämlich Honig. Wozu braucht es Honig, wenn doch Plumbum allein schon hier nützlich sein kann? Wenn wir dieser Frage nachgehen, kommen wir zu einem spezifisch anthroposophischen Heilmittelverständnis.

Wollen wir den Honig als Bestandteil des Heilmittels Scleron verstehen, müssen wir uns vergegenwärtigen, was er repräsentiert. Dies können wir erreichen über das Wesensverständnis des Honigs in Verbindung mit der Biene und ihrer Tätigkeit sowie mit dem

Bienenstock als Organismus. Dieser ist eine vollkommen offene Organisation, die Rudolf Steiner so charakterisiert: «Nun, ein Kopf, der nach allen Seiten offen ist, ist der Bienenstock. Dasjenige, was die Bienen treiben, ist eigentlich dasselbe, nur in der äußeren Welt - wir geben ihnen höchstens als Unterstützung den Bienenkorb -, was der Kopf im Innern treibt; nur ist es da nicht abgeschlossen, sondern von außen bewirkt.» Die Bienen sammeln den Nektar, eine Sonnensubstanz, und tragen ihn in den Bienenkorb hinein, wo sie Wachs und Honig aus ihm bilden. Dadurch ist im Wachs gleichsam das Wärmeelement gespeichert und im Honig die kosmische Lichtsubstanz. Insgesamt können wir das Bienenwesen als etwas dem Blei, und damit auch dem Saturnzustand, Entgegengesetztes betrachten. Es beinhaltet wohl auch Wärme, denn der Bienenstock wird immer warm gehalten, auch im Winter, aber im Grunde ist alles auf die kosmischen Lichtverhältnisse ausgerichtet. Dies können wir als physisches Abbild nehmen für einen Prozeß, wo das Kosmisch-Lichthafte und Weisheitsvolle wieder zum Zentrum geleitet wird. Es ist ein Gegenbild zum Verlust der göttlichen Weisheit, der Jungfrau Sophia, im alten Saturnzustand. In entsprechendem Sinne äußerte sich auch Rudolf Steiner - siehe dazu das Kapitel *Heilmittel aus tierischen Substanzen*. In einem zukünftigen Entwicklungszustand der Erde, der neuen Venus, wird der alte Saturnzustand gänzlich überwunden sein; die Abkapselung, und damit der Verlust der göttlichen Weisheit, ist dann aufgehoben. Und den Honig dürfen wir als substantiellen Repräsentanten dieses künftigen Geschehens betrachten.

Es sind also im Scleron durch die Substanzen Blei und Honig zwei Aspekte zusammengefaßt, die in der Kosmogonie entgegengesetzte Prozesse darstellen. Scleron umspannt gewissermaßen den Weg vom alten Saturn zur zukünftigen Venus und beinhaltet damit diese Polarität. Als Heilmittel zeigt es gleichsam nicht nur einen Zustand an, in welchen der Organismus zurückgefallen ist und den er wieder überwinden muß, sondern auch einen solchen, den er als Ziel in seiner Evolution noch vor sich hat. Der Organismus wird dazu aufgerufen, nicht nur das Alte zu überwinden, sondern auch das Zukünftige in sich zu veranlagen. Er soll die Mitte zwischen Vergangenem und Zukünftigem finden, denn die Mitte bedeutet immer den Zustand der Gesundheit. Indem Scleron das «Ganze» - etymologisch mit dem Wort «Heil» verwandt - veranlagt und dadurch zugleich die Mitte anspricht, ist es ein wirkliches Heilmittel.

Der Pharmazeut, der Scleron herstellt, arbeitet somit im Sinne der Schöpfung. Er ist pharmazeutisch schöpferisch tätig, jedoch nicht nach eigener Willkür und eigenem Gutdünken, sondern im Einklang mit der werdenden Natur, an welcher er selber Teil hat. Die Heilmittelherstellung als ein Schöpfungsprozeß und die Krankheit als ein Rückfälligwerden bilden so eine Einheit, weil sie dieselben Geschehnisse beinhalten. Der pharmazeutische Prozeß ist ein Spiegel des Krankheitsprozesses, der zugleich den Weg zur Gesundung weist, da er im Kranken die richtigen Heilkräfte anspricht. Indem man das Heilmittel versteht, versteht man auch die Krankheit und umgekehrt. Hier bilden Pharmazie und Medizin eine Einheit.

Pharmazeutische Herstellungsprozesse

> *Denn ich möchte sagen, das besonders Bedeutsame bei diesen Heilmitteln ist dieses, daß wir heilen möchten nicht durch Substanzen, sondern wir möchten heilen durch Prozesse. ... Wir wollen durch Vorgänge, Prozesse, durch das Wie der Herstellung heilen.*
> Rudolf Steiner

Heilmittelherstellung unter dem evolutiv-kosmogonischen Aspekt

Die pharmazeutischen Prozesse zur Verarbeitung von Natursubstanzen zu Heilmitteln der anthroposophisch orientierten Medizin haben die Aufgabe, die innere Beziehung der Substanzen zum Menschen voll zur Entfaltung zu bringen. Natur und Mensch besitzen eine innige Verwandtschaft, weil beide evolutiv aus einer Einheit entstanden sind. Daher entsprechen Natursubstanzen in ihrem Werden bestimmten Prozessen im Menschen und können analog auch als Heilmittel verwendet werden (siehe Kapitel *Krankheit als Naturprozeß und als kosmologischer Prozeß*). In diesem Sinne wird dann auch die pharmazeutisch-prozessuale Umwandlung der Naturstoffe in Arzneistoffe als ein Arbeiten mit der werdenden Natur verstanden.

Jede Substanz bewahrt in sich summativ das Erreichte einer langen evolutiven Entwicklung. In alten Zeiten der Erdgeschichte wies die gleiche Substanz ganz andere Zustände auf als heute. Die Metalle z.B. waren früher flüssig, so wie es Mercurius (Quecksilber) heute noch ist. Davor, in ältesten Zeiten also, waren sie gasförmig. Der jetzige Zustand ist auch nicht endgültig, sondern wird in zukünftigen Evolutionen Veränderungen durchlaufen. An dieses evolutiv-prozessuale Geschehen im Reiche der Naturstoffe knüpft der pharmazeutische Prozeß an und führt dadurch die Substanzen in die zukünftige Entwicklung über. Dies wird bewirkt durch die verschiedenen pharmazeutischen Wärmeverfahren sowie durch das Potenzieren. Diese pharmazeutischen Prozesse werden wiederum mit den Tierkreiskräften und den Planetenwirkungen in Zusammenhang gebracht, worauf aber hier nicht eingegangen werden kann.

Jede Natursubstanz beinhaltet in ihrem Wesen Anfang und Ende ihrer Entwicklung - das gleiche gilt für den Menschen. Gerät beim Menschen dieser evolutive Prozeß in Unordnung, beispielsweise indem er in seiner Entwicklung zurückfällt, dann treten Abläufe auf, die wohl früher richtig waren, zum jetzigen Zeitpunkt aber krankmachend wirken. Heilend eingreifen kann hier ein echtes Heilmittel, das den betreffenden krankhaften Prozeß als Naturprozeß darstellt und durch seine pharmazeutische Verarbeitung nicht nur das Vergangene, sondern auch das Zukünftige als dynamisches Geschehen beinhaltet. - Am Beispiel des Heilmittels Scleron haben wir diese Aspekte deutlicher herausgearbeitet.

Die qualitative Dreigliederung der Substanzen
Sal - Merkur - Sulfur

Um ein Heilmittel unter dem evolutiven Aspekt verstehen zu können, müssen wir auf das Verständnis der Dreigliederung jeder Substanz zurückgreifen. *Jede Natursubstanz weist drei innere Qualitäten auf, nämlich eine sal-artige, eine merkur-artige und eine sulfur-artige.* Diese Dreigliederung der Qualitäten oder auch Prinzipien findet sich nicht nur in den Mineralien, sondern auch in den Pflanzen und Tieren sowie im Menschen. Wir wollen versuchen, die drei Qualitäten in ihren Eigenschaften zu charakterisieren.

Das Sal-Artige ist erdhaft, dunkel und schwer und verkörpert somit die irdische Seite einer Substanz. Das Sulfur-Artige dagegen ist flüchtig, licht und leicht und repräsentiert ihre kosmische Seite. Das Merkur-Artige schließlich ist flüssig, spiegelnd und geschmeidig und hält die Mitte zwischen der irdischen und der kosmischen Seite der Substanz. In jeder Substanz sind die drei Qualitäten in einem für sie spezifischen Verhältnis miteinander verbunden.

So ist Gold eine Substanz, bei welcher die drei Qualitäten im Gleichgewicht und eng miteinander verbunden sind. Dagegen finden wir im Salz eine Substanz, bei welcher das Sal-Artige besonders ausgebildet ist und die anderen zwei Qualitäten ganz zurücktreten. Umgekehrt tritt das Sulfur-Artige als Licht und Wärme bei Phosphor stark in Erscheinung. In allem Flüssigen dagegen, wie z.B. beim Metall Quecksilber, haben wir die mittlere Qualität am deutlichsten ausgebildet.

Manifestationen der Dreigliederung

In der Pflanze finden wir diese drei Qualitäten schon bis zu einem gewissen Grade getrennt auftretend. In der *Wurzel* wird vor allem das Sal-Artige gebildet, in der *Blüte* dagegen das Sulfur-Artige, und im *Blattbereich* gestaltet sich das Merkurielle. Beim Tier und vor allem beim Menschen tritt dann eine deutliche Trennung dieser drei Bereiche auf. In den Denkprozessen des menschlichen Gehirns z.B. wird alles Substantielle bis zum Sal-Artigen abgetötet, während andererseits das lichte Sulfur-Artige durch die Gedanken frei werden kann. Dieses Geschehen verläuft in Phasen, und in ihrem Wechsel äußert sich das Merkurielle. Aber wir können auch den ganzen menschlichen Organismus unter dieser Dreigliederung betrachten, wobei der Kopf dem Sal-Artigen, der Stoffwechsel dem Sulfur-Artigen und der rhythmische Bereich dem Merkur-Artigen entspricht.

Wir haben bereits im Kapitel *Die inneren Ursachen der Krankheiten und ihre Diagnostik* darauf hingewiesen, daß man, um einen Heilungsprozeß auszulösen oder zu unterstützen, auf denjenigen Bereich der funktionellen Dreigliederung einwirken muß, von wo die Krankheit ihren Ausgang genommen hat. Wir haben dort dargelegt, daß Krankheiten des Sinnes-Nervensystems unter dem Aspekt der Zwölfheit, Krankheiten des rhythmischen Systems unter dem Aspekt der Siebenheit und Stoffwechselkrankheiten unter dem Aspekt der Zweiheit erfaßt werden können.

Potenzieren der anthroposophischen Heilmittel

Eine richtig gewählte Heilsubstanz besitzt zwar eine Verwandtschaft zum krankhaften Prozeß, befindet sich jedoch noch nicht in einem Zustand, daß sie direkt auf den Bereich der funktionellen Dreigliederung, von wo die Krankheit ausgegangen ist, einwirken könnte. Hierzu bedarf es noch der adäquaten pharmazeutischen Verarbeitung.

Nach Rudolf Steiner kann das Geschehen beim Potenzieren vor allem unter diesem Aspekt verstanden werden. Das Potenzieren geschieht durch wiederholtes Verdünnen der hierfür vorbereiteten Substanz in einem passenden Medium, unter rhythmischem Schütteln einer Lösung oder Verreiben eines Pulvers. Dabei werden ein Teil Substanz und neun Teile Medium miteinander vermischt. Für die nächste Verdünnungsstufe wird von dieser Mischung wiederum ein Teil genommen und unter rhythmischem Bewegen in neun Teilen Medium weiterpotenziert. Die Anzahl der Verdünnungsschritte wird gekennzeichnet durch den Buchstaben D (für Dezimal) und der Anzahl der durchgeführten Verdünnungsstufen. In den tiefen Potenzen von D1 bis etwa D10 ist das Präparat noch im Substantiellen vorhanden, in den mittleren von etwa D10 bis D20 befindet es sich im Übergang in einen nicht-materiellen Bereich, und in den hohen Potenzen über D20 liegt das Wirksamkeitsprinzip eines Präparates ganz im Dynamischen.

Wird eine Substanz hoch potenziert, dann erlangt sie Beziehung zum Sinnes-Nervensystem. Wenn also eine entsprechende Krankheit, z.B. eine Gemütskrankheit mit gestörten Sinneswahrnehmungen diagnostiziert wird, dann verwendet der Arzt die geeignete Substanz in Hochpotenz über D20. Auch nach den Erfahrungen der Homöopathie gilt, daß eine Therapie, die auf seelisch-geistige Symptome ausgerichtet ist, immer Hochpotenzen verwendet.

Soll dagegen auf das Stoffwechselsystem eingewirkt werden, beispielsweise bei einer Schleimhautentzündung im Verdauungstrakt, dann wird der Arzt eine geeignete Substanz in einer tiefen Potenz verwenden, z.B. Mercurius vivus naturalis D6.

Die mittleren Potenzen nehmen vor allem Einfluß auf das rhythmische System. Es ist dies die Sphäre, wo das Ich sich über das Gefühl mit der Welt auseinandersetzt. Bei Erkrankungen in diesem Bereich, etwa bei bestimmten Depressionen oder manisch-depressiven Zuständen, gelangt z.B. Stannum D12 zum Einsatz.

Rosenkreuzer-Alchimie

Außer dem Potenzieren gibt es noch einen Weg, um eine Arzneisubstanz so zuzubereiten, daß sie mit einem der drei Systeme des menschlichen Organismus eine besondere Verwandtschaft eingehen und bei entsprechenden Erkrankungen therapeutisch eingesetzt werden kann. Diesen Weg der Arzneimittelzubereitung beschritten die rosenkreuzerischen Alchimisten. Paracelsus nennt ihn *Spagirik*, und Rudolf Steiner hat dieses Verfahren neben dem Potenzieren ebenfalls empfohlen. Seine eigenen Heilmittelrezepte sind vor allem der Spagirik zuzuordnen. Die spagirischen - oder chemiatrischen - Prozesse arbeiten wohl mit chemischen Verwandlungen der Stoffe, basieren jedoch auf grundsätzlich anderen Vorstellungen als die rein naturwissenschaftlich aufgefaßte Chemie. Die Spagirik bezieht nämlich sowohl die kosmologischen Dimensionen der Arzneirohstoffe wie das Wesenhafte eines kranken Menschen voll in die Verwandlungsprozesse mit ein.

Wärmeprozesse in der Heilmittelherstellung

In der Spagirik werden durch pharmazeutische Verfahren wie Digerieren, Soluieren, Fermentieren, Calcinieren, Destillieren, Koagulieren u.a. die Substanzen so umgeformt, daß ihr Wesenhaftes im Sinne der drei Prinzipien Sal, Merkur, Sulfur gewonnen und das Unnütze, die Schlacke, abgeschieden werden kann. Zu diesen Umwandlungsprozessen gehören auch die verschiedenen Wärmebehandlungen der Pflanzen. So kann eine Pflanze auf trockenem Wege erwärmt werden durch Trocknung, Röstung, Verkohlung, Veraschung. Hierbei wird das Sal-Artige der Pflanze verstärkt. Sie kann aber auch auf nassem Wege erwärmt werden durch Mazerieren, Infundieren, Destillieren, wobei in Richtung des Sulfur-Artigen gewirkt wird. Mit den Wärmebehandlungen, bei welchen durch Zirkulation das jeweils Flüchtige sich wieder mit dem Rückstand verbinden kann, z.B. bei der Digestio im geschlossenen Gefäß, wird das Merkur-Artige der Substanz herausgearbeitet. Die Skala der Wärmebehandlungen umfaßt somit:

Trockene Wärmeprozesse:		*Feuchte Wärmeprozesse:*	
Trocknen	höhere Zimmertemperatur	Mazerieren	15 - 20° C
		Digerieren	37° C
Rösten	170 - 200° C	Infundieren	ca. 90° C
Verkohlen	über 200° C	Kochen	100° C
Veraschen	500 - 700° C	Destillieren	über 100° C

Nicht nur Pflanzen, sondern auch Metalle können in dieser Weise bearbeitet werden. In der Alchimie haben sie auch immer eine besondere Rolle gespielt. So wird auch aus den Metallen das Prinzip von Sal, Merkur und Sulfur herausgelöst. Im Verständnis der naturwissenschaftlichen Chemie ist dies häufig nicht mehr nachvollziehbar und erscheint daher als Unsinn. Es ist auch hier kaum möglich, die chemiatrischen Vorgänge in bezug auf die Metalle vollkommen adäquat zu beschreiben, denn es fehlen dem heutigen Wortschatz weitgehend die entsprechenden gültigen Begriffe.

Spagirik

Prinzipiell geht es in der Spagirik darum, die drei genannten Grundqualitäten aufzuschließen und zu trennen, um so die gewünschte Qualität der Substanz in reiner Form zu gewinnen. Soll das Sal-Prinzip einer Substanz zu einem Heilmittel verarbeitet werden, wird z.B. durch Verbrennen unter Flammenbildung ihre innere Lichtkraft, das Sulfur-Artige, freigesetzt, dann das Flüssig-Dampfförmige, das Merkur-Artige, abgeschieden, so daß als Rückstand das Sal-Artige bleibt und weiterverarbeitet werden kann. Will man dagegen das Sulfur-Prinzip einer Substanz erfassen, dann muß versucht werden, ihre innere Lichtkraft in geeigneter Form zu binden. Eine Möglichkeit hierzu ist die Herstellung der sogenannten vegetabilisierten Metalle. Dabei wird ein Metall über verschiedene Wärme- und Säurebehandlungen in einen Zustand gebracht, wo es alle typischen Metalleigenschaften ablegt, und so als Dünger einer bestimmten Pflanze, die zu ihm eine Beziehung besitzt, zugegeben. Dieses vollkommen umgewandelte Metall wird durch die Pflanze in den Lichtbereich erhoben. Nach zwei weiteren Vegetationsperioden kann es dann zum Heilmittel verarbeitet werden.

Um das Merkur-Artige einer Substanz, somit jenen Bereich, der kolloidale, rauchartige oder ähnliche Zwischeneigenschaften aufweist, zu isolieren und im Heilmittel zu realisieren, gab Rudolf Steiner den konkreten Hinweis auf die Spiegelbildung der Metalle. Zur Herstellung eines Metallspiegels wird das Metall durch Erhitzen in einem Vakuum verdampft. Durch Kondensation des Metalldampfes an einer gekühlten glatten Fläche entsteht ein «Spiegel. Dieser wird gewonnen und durch Potenzieren in einem geeigneten Medium zum Heilmittel zubereitet.

Ein solcher Durchgang eines Metalls durch den flüssigen und gasförmigen Zustand kann als Prozeß aufgefaßt werden, der das

Metall in den noch nicht festen Zustand einer früheren Entwicklungsstufe zurückversetzt. Durch das Abschrecken an der gekühlten Oberfläche erhält man einen vorwiegend zweidimensionalen Metallspiegel, der nicht so stark den Erdenkräften unterliegt, daß es zur dreidimensionalen Kristallbildung kommt. Das Metall befindet sich damit in einem merkuriellen Zwischenzustand zwischen kosmisch-lichthafter Kraftquelle und irdisch-kristalliner Salzbildung.

Metalle und Mineralien als Heilmittel

> *... es gehört zu dem Schönsten, was man erleben kann, wenn man die verschiedenen Verhältnisse der Metalle zur menschlichen Gesundheit zu prüfen vermag.*
>
> Rudolf Steiner

Der naturwissenschaftlich orientierte Arzt beurteilt ein Mineral im Hinblick auf seine therapeutische Wirkung auf Grund der Zusammensetzung. Danach zählt z.B. bei einem Kalziumpräparat allein die Menge der Kalzium-Ionen, die bei der Einnahme frei werden und vom menschlichen Organismus aufgenommen werden können. Aus welcher Kalziumverbindung die Ionen ursprünglich stammen, welche «Geschichte» überhaupt diese Substanz hinter sich hat, ist für diese Art der Beurteilung nicht wichtig. Hier ist das Mineral etwas rein quantitativ Erfaßbares, etwas Gewordenes ohne eigentliches Sein. Mit einer solchen Auffassung von einem Naturstoff kann man jedoch die therapeutische Verwendung von Mineralien und Metallen in der anthroposophisch orientierten Medizin nicht verstehen.

Wird in der anthroposophischen Medizin eine Kalziumverbindung, z.B. Kalziumcarbonat, therapeutisch eingesetzt, dann ist hierbei bedeutsam, ob sie aus Austernschalen, aus Korallen, aus Marmor, aus dem Jurakalk usw. gewonnen wurde. Je nach Ausgangssubstanz besitzt sie nämlich - bei entsprechender pharmazeutischer Verarbeitung - eine andere Wirkung auf den Organismus.

Entscheidend für die Wirksamkeit ist, ob das zu therapierende Krankheitsbild und der Naturprozeß, den die Kalziumverbindung beinhaltet, übereinstimmen.

Dieser Naturprozeß ist in der «Biographie» des Minerals verankert und kann durch sie aufgeschlüsselt und studiert werden. Selbstverständlich sind irdische Mineralien und Metalle tote Substanzen. Die Prozesse ihres Werdens im Laufe der Erdenentwicklung jedoch sind Ausdruck für Kräfte und Eigenschaften, die dem Seelenhaften verwandt sind - in diesem Sinne besitzen Steine eine Seele. Metalle und Mineralien haben auch ein Seinselement, worin sich die Urkraft als das Ewige der Substanz ausdrückt, trotz der jeweiligen veränderlichen Eigenart der einzelnen Elemente. Dies ist der geistige Aspekt der Natursubstanzen, und darum können sie bei richtiger pharmazeutischer Verarbeitung zu etwas Wesenhaftem werden, das in eine lebendige Beziehung zum Patienten treten kann. Dieses grundlegende Verständnis der Elemente und mineralischen Verbindungen ist nötig, um die folgenden Ausführungen nachvollziehen zu können.

Im übrigen ist das Wissen um diese Dinge nicht neu, sondern war als Erkenntnis vom untrennbaren Zusammenhang zwischen dem Menschen und der ihn umgebenden Materie den Gelehrten ihrer Zeit immer vertraut. Daneben gab und gibt es auch eine Unmenge völlig nebuloser Vorstellungen. Die anthroposophische Geisteswissenschaft, bzw. die von ihr inspirierte Medizin, erfaßt diese Zusammenhänge in methodisch exakter Weise und macht sie begrifflich verständlich. Daher werden in der Praxis einer medizinisch-therapeutischen Behandlung die Beziehungen zwischen Substanz und Patient sehr konkret aufgefaßt und äußerst differenziert gehandhabt.

Die Heilmittel aus dem Metall- und Mineralreich sprechen den Menschen in umfassender und tiefgreifender Weise an. Als tote Substanzen müssen sie bei der Aufnahme vom menschlichen Organismus verlebendigt, ja durchseelt und individualisiert werden. Der ganze Organismus ist so bei ihrer «Einverleibung» engagiert, vor allem aber wird das Ich angesprochen. Entsprechend gehören zu den Indikationen, bei denen diese Mittel eingesetzt werden, auch Krankheitsbilder mit seelisch und geistig geprägten Symptomen.

Die sieben Hauptmetalle

Von wesentlicher Bedeutung in der anthroposophischen Medizin sind die sieben sogenannten Haupt- oder Planetenmetalle: Plumbum (Blei), Stannum (Zinn), Ferrum (Eisen), Aurum (Gold), Cuprum (Kupfer), Mercurius (Quecksilber) und Argentum (Silber). Sie heißen darum Planetenmetalle, weil der Ursprung des Metallischen in der Welt der Planeten liegt, wobei «Planet» jedoch als Sphäre, wo hohe Geistwesen wirken, zu verstehen ist. Die Bezeichnung «Saturnismus» für Bleivergiftung enthält andeutungsweise noch ein früheres Wissen um den Zusammenhang von Saturn und Blei, und mit dem lateinischen Wort «Mercurius» wird sowohl der Planet Merkur wie das Metall Quecksilber bezeichnet.

Die Metalle sind etwas Mittleres, Merkurielles, und dies zeigt sich am deutlichsten beim Quecksilber. Es ist weder fest noch gasförmig sondern flüssig und beinhaltet gegensätzliche Eigenschaften, sowohl lösende wie verbindende.

Jedes der genannten sieben Metalle besitzt sowohl eine Beziehung zu einem bestimmten Planeten wie zu menschlichen Organfunktionen und Lebensprozessen sowie zur Grundstruktur der Seele mit den entsprechenden Charakterveranlagungen (siehe dazu das Kapitel *Charaktertypologien*). Und da, wie bereits dargestellt, sich die Ich-Organisation in der Charakterveranlagung seelisch gestaltet, können die Metalle als potenzierte Heilmittel bis in diesen Bereich hineinwirken.

Die Mineralien und der Tierkreis

Neben den Metallen spielen auch die Mineralien und diesen zuzuordnende Substanzen sowie andere nicht-metallische Elemente eine große Rolle in der anthroposophisch orientierten Medizin. Es dient im Grunde beinahe die gesamte unbelebte Natur als Apotheke. Was die organische Welt trägt, was ihr Grundlage, Halt, Form und Gestalt verleiht und die Voraussetzung bildet für ihre Verlebendigung, sind die Kräfte dieser Naturstoffe. Hierzu gehören z.B. Quarz, Orthoklas, Gneis, Jaspis, Onyx, Topas, Diamant, Graphit, Halit, Chrysolith,

Kieserit, Barium, Witherit, Sulfur, Fluorit, Apatit, Marmor, Glacies Mariae, Dioptas usw. Es ist kein Zufall, daß gerade die mineralischen Heilmittel zu den tiefgreifendsten anthroposophischen Heilmitteln gehören.

Von alters her werden die Gestaltungskräfte des Körpers mit den Tierkreiskräften in Verbindung gebracht (siehe dazu Kapitel *Wahrnehmungen, Denkgewohnheiten, Weltanschauungen*). Erkrankungen in diesem Bereich äußern sich als Mißbildungen wie Dysmorphismus und Dysplasien sowie als Konstitutionsschwächen. Gerade auf diese Erkrankungen wirken die Mineralien. Es gibt z.B. eine «Quarzkonstitution», die auf einen gestörten Quarzprozeß im Organismus hinweist, wo Quarz als Heilmittel therapeutisch eingesetzt werden kann. Hieraus kann gefolgert werden, daß die Mineralien mit den Tierkreiskräften in Beziehung stehen. Dies wird bestätigt durch ein altes überliefertes medizinisches Wissen, das diese Beziehungen zwischen Mensch, Mineralreich und Tierkreiskräften noch kannte und wertete.

Aber nicht nur leibliche Aspekte wie die Konstitution, auch Bewußtseinsaspekte hängen mit diesen Kräften zusammen, wie im letztgenannten Kapitel beschrieben. Treten Krankheiten oder Abnormitäten in der Wahrnehmung und Bewußtseinsverarbeitung auf, so können die entsprechenden Mineralien als Heilmittel eingesetzt werden.

Antimonit

Wir wollen noch ein Metall etwas eingehender betrachten, weil es eine ganz besondere Rolle in der anthroposophischen Medizin spielt. Es wurde auch schon früher, z.B. von Paracelsus, als ausgezeichnete Heilsubstanz betrachtet. Es handelt sich um das *Antimon* und seine Schwefelverbindung *Antimonit (Grauspießglanz)*. Besonders eine Eigenschaft des Antimons, nämlich die Kraft, eines der edelsten Metalle, das Gold, von seinen Unreinheiten befreien zu können, hat früh die Aufmerksamkeit von Paracelsus und auch vieler Alchimisten auf dieses Metall gelenkt. In «De vita longa»,

1526/27 («Vom langen Leben», aus Sudhoff I, 3, S. 306) schreibt Paracelsus: «Zu gleicherweis wie antimonium finirt das golt, in der selbigen form und gestalt finirt er auch den leib. dan in im ist die essentia, die nichts unreins lasst bei dem reinen. und keiner aller archidoxischen schriften erfarner, noch kein spagirus mag ergründen die kraft und tugent antimonii.» («In gleicher Weise wie Antimon das Gold vollendet, vollendet es in Form und Gestalt auch den Leib. Denn in ihm ist die Kraft, die nichts Unreines bei Reinem beläßt, und keiner von allen, die in den archidoxischen [von Urzeiten her stammenden] Schriften bewandert oder erfahrene Spagiriker sind, wird die Kraft und Tugend des Antimons ergründen.») - In höheren Tönen kann man die Eigenschaften und Wirksamkeiten einer Substanz nicht preisen. Es ist das Geheimnis des menschlichen Leibes in seiner reinen Gestalt selbst, das nach Paracelsus im Antimon verborgen ist.

Betrachten wir noch weitere Eigenschaften von Antimon und Antimonit. Rudolf Steiner weist vor allem auf drei Phänomene hin:

1. *Die eigentümliche Gestalt des Antimonits.* Antimonit tritt in der Natur als Strahlenbüschel kristallisiert auf. Diese strahligen Kristalle streben zentrifugal fort aus dem Erdbereich und weisen hin zur außerirdisch-kosmischen Herkunft der Ätherkräfte des Lebendigen, die hier in eigenartiger Weise die Gestalt dieses Minerals prägen. Es hat also eine besondere Beziehung zu den Kräften des Lebendigen, die erst voll im Pflanzenreich auftreten können.

2. *Die Rauchbildung und die sogenannte «Spiegelbildung» des Antimons.* Beim Glühen, Verbrennen und Oxidieren von Antimon bzw. Antimonit entsteht ein weißer Rauch, der sich als Belag niederschlägt und als «Antimonblume» bezeichnet wird. Rudolf Steiner weist darauf hin, daß die alten, alchimistisch geschulten Ärzte in der Lage waren, beim Arbeiten mit Antimon durch das Freisetzen der Antimonkräfte in diesen das Urbild des menschlichen Leibes, das er hier «Homunkulus» nennt, wahrzunehmen (Rudolf Steiner, Geisteswissenschaft und Medizin, 1920, 19. Vortrag; GA 312). Daher ist auch gut nachvollziehbar, warum Paracelsus diese Substanz in Zusammenhang brachte mit der menschlichen Leibesform.

3. *Antimon ist diamagnetisch und leitet, obwohl ein Metall, keine Elektrizität.* Dies wird deutlich, wenn man Antimon elektrolytisch behandelt, da es dabei explodieren kann, statt wie andere Metalle Verbindungen einzugehen. Antimon verhält sich auch negativ gegenüber dem Erdmagnetismus, was sich durch folgenden Versuch beweisen läßt. Bringt man eine Antimonnadel in die magnetischen Kraftlinien, wird man feststellen, daß sie mit diesen nicht gleichzieht, sondern sich querstellt. Somit kann festgestellt werden, daß Antimon offen ist gegenüber den Ätherkräften - wie beschrieben -, dagegen verschlossen gegenüber untersinnlichen Kräften, denn Elektrizität und Magnetismus sind untersinnliche Kräfte und stehen als solche den übersinnlichen Äther- oder Lebenskräften entgegen.

Die erwähnten Antimon-Phänomene können auch so gedeutet werden, daß dieses Metall, obwohl es eine feste Form angenommen hat, mit der Erde noch keine volle Verbindung eingegangen ist wie die anderen Metalle. Das Antimon hat sich also auf der Frühstufe der Metallbildungsprozesse fixiert und sich das «Kindheitsstadium der Metalle» bewahrt. Somit dürfen wir schließen, daß hier, in den Eigenschaften eines besonderen Metalls, sonnenhafte kosmische Kindheitskräfte anschaubar werden.

Die Eigenschaften des Antimons kennzeichnen auch seine therapeutischen Wirkungen. Es bringt in entsprechender pharmazeutischer Zubereitung die Kräfte jugendlicher Vitalität in den Organismus, jedoch nicht planlos wuchernd, sondern gezielt gestaltend. Es ist das gleiche Prinzip, wie es auch im Embryo, der mit enormen vitalen Wachstumskräften ausgerüstet ist, in gesunder gestaltbildender Weise wirkt. Es verbindet auch in rechter Weise die formenden Kräfte des Kopfpoles mit den aufbauenden des Stoffwechselpoles. Im Seelenleben äußert sich dies in einem gesunden Verhältnis von Denken, Fühlen und Wollen, das erlaubt, daß die Vorstellung mit Willen durchdrungen und der Wille mit Vorstellungskräften verbunden werden kann und so ein waches und soziales Handeln möglich wird. Somit hat Antimon auch eine innige Verbindung zum Ich als dem Ordner der drei Seelenbereiche des Denkens, Fühlens und Wollens.

Des weiteren besitzt Antimon eine besondere Wirkung auf das menschliche Blut beim Vorgang der Gerinnung. Es sind die Antimonkräfte, die dem menschlichen Ich zur Verfügung stehen, um das äußerst schwierige und labile Verhältnis zwischen Gerinnung und Verflüssigung des Blutes im Gleichgewicht zu halten.

Pflanzliche Heilmittel

> *Man wird da über das empirische, rein probierende Suchen hinauskommen, und man wird wirklich ganz rationell durch Parallelisieren der menschlichen Organkräfte mit den Kräften der Pflanzenwelt aufsteigen können zu einer Rationalisierung der Pflanzentherapie.*
>
> Rudolf Steiner

Ein besonders für den Laien faszinierender Heilmittelbereich sind die *Heilpflanzen*. Die «Sprache der Pflanzen» verstehen die meisten Menschen. Möchte man jemandem eine Freude bereiten, schenkt man ihm Blumen und muß nicht erst erklären, was sie zu bedeuten haben. Auch wenn Heilpflanzen nicht eben typische Pflanzen sind, die man zum Blumenstrauß binden würde, so kann doch der Naturfreund gerade an ihnen etwas von den wunderbaren Offenbarungen der Schöpfung erleben. - Mit der einfachsten Anwendung von Heilkräutern - als Tee - sind wohl die meisten Menschen vertraut.

Will man die therapeutische Beziehung der Heilpflanzen zum Menschen verstehen, muß man sich zunächst einige grundsätzliche Aspekte bewußt machen. Die Pflanze ist ja, im Gegensatz zu den Metallen und Mineralien, dadurch charakterisiert, daß sie bereits auf der Stufe des Lebendigen steht. Sie zeigt Wachstum, Vermehrung und Absterben. Sie ist somit einem bestimmten Zeitenlauf unterworfen, was Ausdruck ist der in ihr wirkenden lebendigen Kräfte, die «Ätherleib» oder auch «Bildekräfteleib» genannt werden können.

Wie können wir bei der Pflanze dieses Wirken des Ätherleibes studieren? Dies kann durch das lebensvolle Erfassen folgender

Aspekte geschehen: Besonderheiten des Standortes, für den Aufbau beanspruchte Elemente, Bildung von Stoffen und Stoffkombinationen, bevorzugtes Klima, Hineinstellen in den Jahreslauf, Art und Weise des Entfaltens im Keimen, Wachsen und Fruchten, Gestaltung und Gestaltwandel (Metamorphose), Farben und Düfte, Beziehung zum Licht.

Wie der Mensch sein Schicksal hat, so hat jede Pflanze ihre Bestimmung. Diese zeigt sich in der Art und Weise, *wie* sie in den Spielraum zwischen Erde und Komos hineingestellt ist und *wie* diese Polarität sich in ihr auswirkt. Mit der Wurzel ist die Pflanze fest mit der Erde verbunden und setzt sich auseinander mit dem Boden und dem Wasser. Im Blattbereich verarbeitet sie Wasser, Luft und Licht und findet dadurch den Übergang. Mit der Blüte ist sie ganz dem Licht und der Wärme hingegeben.

In der Wurzel herrscht höchste Vitalität. Gegen die Blüte zu nimmt diese ab, und zwar in dem Maße, als die Pflanze aus dem tragenden Erdboden und Wassergrund heraus zum Licht strebt. In der Blütenregion ist die Pflanze gewissermaßen von seelischem Leben umweht und mitgestaltet, steht sie immer in einer Auseinandersetzung von Ätherisch-Lebendigem und Astral-Bewegtem. Auf den Menschen übertragen, bedeutet dies das Pendeln zwischen Gesundendem und Krankmachendem.

Jede Pflanzenart gestaltet die Ausrichtung zwischen Erde und Kosmos gemäß ihrer Eigenart. Diese Eigenart zu erforschen bedeutet, das *Wesenhafte einer Pflanze* und damit *ihre möglichen Heileigenschaften* zu erkennen. Das Entdecken und Beobachten der Eigenheiten der zahlreichen Heilpflanzen kommt einer spannungsreichen Wanderung durch die Vielfalt der Schöpfung gleich.

Erste wesentliche Entdeckung auf diesem Erkundungsgang: Mensch und Pflanze sind ihrem Wesen nach in diametraler Weise zwischen Erde und Kosmos ausgerichtet. So entspricht die Blüte der Pflanze in ihren Qualitäten dem Stoffwechselpol des Menschen, während die Wurzel zu seinem Kopfpol in Beziehung steht. Dementsprechend wirken Wurzelpräparate vor allem auf die Sinnes-Nervenprozesse, Blütenpräparate dagegen auf die Stoffwechselprozesse im

Menschen. Der rhythmische Bereich des menschlichen Organismus wird insbesondere von Blattpräparaten angesprochen, gemäß der Grundbeziehung des Geschehens im Blatt der Pflanze und im rhythmischen System des Menschen. In der anthroposophischen Medizin enthalten daher Heilmittel, die auf die Verdauungsorgane wirken sollen, häufig Blütenauszüge (z.B. von Kümmel, Kamille, Wermut, Mariendistel, Schafgarbe). Präparate, die auf die Prozesse im Kopfpol wirken sollen, enthalten Wurzelzubereitungen (z..B. von Eisenhut, Arnika, Tollkirsche, Alraune). Und Medikamente, die auf die rhythmischen Prozesse in Atmung, Kreislauf usw. wirken sollen, enthalten meist Blattpräparate (z.B. von Maiglöckchen, Fingerhut, Lungenkraut, Melisse, Weißdorn).

Eine weitere wichtige Entdeckung ermöglicht in besonderem Maße ein Verständnis für die therapeutische Beziehung einer Heilpflanze zum Menschen. Jedermann fühlt sich durch eine schön blühende und/oder aromatisch duftende Pflanze angenehm berührt. In der menschlichen Seele werden in spezifischer Art durch die Pflanzen Empfindungen hervorgerufen. Daher können Pflanzen auch als äußeres Bild für bestimmte seelische Prozesse gelten. Pflanzen weisen immer - als Heilmittel verarbeitet ganz besonders - eine innere Beziehung auf zum Seelischen des Menschen in seinen Auswirkungen auf die Lebenskräfte. Darüber wollen wir einige wichtige Heilpflanzenfamilien genauer befragen.

Korbblütler

Wenden wir uns als erstes den Korbblütlern (Kompositen) zu. Diese zeichnen sich aus durch eine hochorganisierte Blütenbildung. Viele kleine Blütchen bilden, in Kränzen auf einem Blütenboden angeordnet, eine Einheit, die als eine einzige Blüte erscheint. Die Ausbildung der Einzelblüte ist der Gesamtheit des Körbchens untergeordnet - dadurch ist der Blütenstand zu einer Blüte höherer Ordnung geworden. Dieses Merkmal finden wir als das Gemeinsame bei allen Korbblütlern, der Calendula oder Ringelblume, der Kamille, der Sonnenblume, dem Löwenzahn usw., so verschieden in Form und

Gestaltung sie sonst sein mögen. Vertieft man sich eingehender in den Habitus und die Wachstumsgestik der Korbblütler, so entdeckt man ein weiteres gemeinsames Motiv. Es ist dies ein Zurückhalten, eine Art Hemmung in der Entfaltung, was dann aber in eine Dynamisierung der Kräfte mit nachfolgender Metamorphose umschlägt. Die Pflanze scheint dadurch eine Entwicklungsstufe zu überspringen. Dabei entstehen jedoch keine Deformationen in ihrer Gestalt, auch keine Giftbildungen in ihrem Chemismus - im Gegenteil, sie überwindet alle derartigen Tendenzen durch ihre starke Verwandlungskraft. Kräftige, wohlgestaltete und ausgesprochen gesunde Pflanzen sind die Korbblütler, von denen viele zu Heil- wie zu Nahrungszwecken dienen. Höhepunkt dieser Metamorphose ist die Korbblüte.

Am Beispiel des Löwenzahns (Taraxacum) wollen wir das Motiv der Hemmung und Steigerung näher erläutern. Beginnt die Pflanze im Frühjahr zu sprießen, so entwickelt sich am Hauptsproß, sobald er ans Licht dringt, eine Blattrosette mit gezähnten Laubblättern, die wie an den Boden gedrückt erscheinen. Der Hauptsproß wird in seinem weiteren Wachstum zunächst zurückgehalten. Die Blätter zeigen wohl eine gewisse Variabilität in der Form, die abhängig ist von den Umwelteinflüssen, aber keinen echten Gestaltwandel als Übergang zwischen irdischem Wurzel- und kosmischem Blütenbereich. Ihre starke Vitalität erlaubt der Pflanze jedoch, diese Hemmung in eine gesteigerte Metamorphose überzuführen, indem sie einen langen Blütentrieb ausbildet, der aus der Rosette gleichsam herausschießt in den durchlichteten Raum hinaus und - sozusagen kulminierend - als morphologisch gesteigerte Blütenkomposition die leuchtend gelbe Korbblüte ausbildet.

Je nach dem Grad der Hemmung bzw. Stauung der vegetativen Kräfte unterscheiden sich bei den Korbblütlern fünf für eine therapeutische Verwendung geeignete Typen: Arnika-Typ (wozu auch Calendula und Löwenzahn zählen), Distel-Typ, Pestwurz-Typ (Petasites), Wegwarte-Typ (Cichorium) und Wermut-Typ (Artemisia). Arnika und Löwenzahn weisen die stärkste Hemmungstendenz, Wermut die schwächste auf. Heilpflanzen, bei welchen das Prinzip der Hemmung stark ausgeprägt ist, haben eine intensive Beziehung zur Kieselsäure und lassen in therapeutischer Verwendung deren Formkräfte stark auf den menschlichen Organismus wirken, während Heilpflanzen mit wenig ausgeprägtem Hemmungsprinzip auf die Stoffwechselprozesse, vor allem im Verdauungsbereich, Einfluß nehmen.

Gemeinsam ist allen Korbblütlern, daß sie im menschlichen Organismus im Sinne einer Harmonisierung auf die Prozesse und Funktionen einwirken, die sich zwischen dem Kieselsäureprozeß und den inneren Stoffwechselprozessen, vor allem in der Verdauung, abspielen. Denn sie leben als Naturprozeß die Kraft der Überwindung wie das Zusammengehen von Einzelprozessen und ihr Unterordnen in eine höhere Einheit vor. Durch ihr Einwirken werden die Organe des physischen Leibes des Menschen ähnlich seinen Sinnesorganen, d.h. sie nehmen ihre Aufgaben und Funktionen in selbstloser Weise wahr, so daß dadurch das Gesamtgefüge des Organismus gesundende Einwirkungen erfährt.

Hahnenfußgewächse

Stellen wir der Pflanzenfamilie der Korbblütler eine andere therapeutisch sehr wichtige gegenüber: die Hahnenfußgewächse (Ranunculaceae). Für sie charakteristisch ist eine fließende Gestaltung, was nicht nur für die Familie insgesamt zutrifft, sondern auch bei den einzelnen Arten festzustellen ist. Dabei haben die Hahnenfußgewächse Ähnlichkeit mit den Familien der Rosen- sowie der Liliengewächse. Mit letzteren viel gemein haben beispielsweise die Anemonen, zu welchen die Kuh- oder Küchenschelle (Pulsatilla) gehört. Andere wiederum, beispielsweise die Pfingstrose (Paeonia), sind eher mit den Rosengewächsen verwandt.

Alles lebt sich in dieser Pflanzenfamilie in der Vielgestaltigkeit des Blattes aus. (Die großblütige Garten-Pfingstrose ist hier nicht gemeint, denn diese Zierpflanze ist eine aus China stammende Züchtung.) Holzgewächse gehören ebenso zu den seltenen Ausnahmen wie fleischige oder saftige Früchte. Die Laub- und Blütenblätter weisen alle möglichen Verwandlungen auf und können ineinander übergehen. So ist beispielsweise bei der Pulsatilla die Blütenhülle farbig, und die Stengelblätter nehmen den Kelch voraus, indem sie einen Scheinkelch bilden. Bei der Christrose (Helleborus niger) ist die Blütenhülle weiß, um später zu ergrünen und so den Charakter von Kelchblättern anzunehmen. Die weiße Blütenhülle wird also nicht von Kronblättern gebildet, sondern von verwandelten Kelchblättern, während sich die eigentlichen Kronblätter zu Nektarien umgewandelt haben.

Versuchen wir aus den vielen Erscheinungsformen dieser Pflanzenfamilie ein Bild zu entwickeln, das als Naturbild die entsprechenden Prozesse im Menschen aufzeigen und so zum Verständnis der therapeutischen Eigenschaften dieser Pflanzenfamilie führen kann.

Wie bereits angedeutet, besitzen die Hahnenfußgewächse Ähnlichkeit mit den Liliengewächsen - daher auch der Eindruck von Reinheit und Unberührtheit, den sie auf den Betrachter machen können. So gesehen, widerspiegeln insbesondere Pulsatilla und Christrose das innere Wesen der Liliengewächse. Andererseits ist die Familie der Hahnenfußgewächse jedoch eindeutig zu den zweikeimblättrigen Pflanzen (Dikotyledonen) zu zählen. Sie bilden nämlich derbe, kräftige Wurzeln aus, nicht Zwiebeln oder Knollen wie die Liliengewächse. Daher darf gesagt werden, daß die Hahnenfußgewächse sich voll mit dem irdischen Element verbinden und dabei eine Art pflanzlicher «Erdenreife» erreichen.

Übertragen wir dieses Bild auf die menschlich-seelische Ebene, dann zeigt diese Pflanzenfamilie einerseits das Reine, Unberührte der Kinderseele vor der Pubertät und andererseits die Hinwendung zum Irdisch-Sinnlichen, wie es beim Eintritt der Erdenreife manifest wird. In der Pubertät tritt in der Seele des jungen Menschen oft eine wahrhaft dramatisch verlaufende Disharmonie der Seelenkräfte auf, und als entsprechendes pflanzliches Naturbild können wir die Hahnenfußgewächse ansehen. So wie in dieser Phase des Umbruchs das Seelenleben häufig durcheinander gerät und sich erst langsam wieder ein neues Gleichgewicht zwischen Denken, Fühlen und Wollen einstellt, ist auch diese Pflanzenfamilie bemüht, in ihrer fließenden Gestaltung ein neues Gleichgewicht zwischen dem Sal-Artigen, dem Merkuriellen und dem Sulfur-Artigen herzustellen.

Doldenblütler

Betrachten wir eine weitere Pflanzenfamilie, die das Motiv vom Übergang von der einkeimblättrigen Pflanze (z.B. Zwiebelgewächse) zu der zweikeimblättrigen, der eigentlichen Erdenpflanze, ebenfalls beinhaltet, aber ganz anders ausgestaltet: die Doldenblütler (Umbelliferen). Die Doldenblütler liefern uns wichtige Nahrungsmittel, Gewürze und Heilmittel. Petersilie, Kümmel, Dill, Liebstöckel, Engelwurz, Möhre, Fenchel und Sellerie gehören hierher. Aber es ist erstaunlich, daß in dieser Pflanzenfamilie daneben ebenso zahlreich giftige Pflanzen auftreten, so der hochgiftige gefleckte Schierling (Conium maculatum) und der noch gefährlichere Wasserschierling (Cicuta virosa).

Die Doldenblütler imponieren durch mächtige Blütenbildungen. Es ist aber nicht die Farbenpracht, die beeindruckt, sondern es sind die über Erwarten zahlreichen Blüten, die aus einem Knotenansatzpunkt entspringen. Es bilden sich viele Blütenstengel, die sich häufig noch einmal teilen und erst an den Enden Blüten tragen, so daß sie gesamthaft eine Dolde bilden. Die Blütenbildung ist somit an ihrem ursprünglichen Entstehungsort zurückgehalten und kann dafür auf einer höheren Stufe umso prächtiger in Erscheinung treten. Obwohl die Doldenblütler weit in den durchlichteten Raum hineinragen, erscheinen die Blüten nicht in prächtigen Farben, sondern immer weiß oder grünlich.

An den Blüten lassen sich die Arten nicht unterscheiden. Was kommt dadurch zum Ausdruck? - In einer Vegetationsperiode kann eine mächtige, bis zwei Meter hohe Pflanze entstehen, die die Doldenblüte wie eine Krone trägt. Die Gesamtgestalt ist so beeindruckend, daß eine Pflanze aus dieser Familie durch den hehren Namen «Erzengelwurz» (Archangelica) ausgezeichnet wurde. Und doch würde die Doldenblüte, in einen Blumenstrauß gebunden, niemanden erfreuen, denn sie spricht nicht die «Sprache der Seele». Hier läßt sich etwas erspüren von der Zwiespältigkeit dieser Pflanzenfamilie.

Studieren wir die Blätter dieser Pflanze. Sie sind durch eine extreme Fiederung gekennzeichnet. Beim Dill z.b. erscheinen sie wie feine Haare. Der Botaniker Gerbert Grohmann hat geradezu als ein Charakteristikum dieser Pflanze festgestellt, daß sie typische Erscheinungen niedrigerer Pflanzenarten, nämlich die Fiederung der Farngewächse und die Stengelbildung der Schachtelhalme, aufweist. Könnte man also aus den Farnen und den Schachtelhalmen eine neue Pflanzenart machen - dies läßt sich ideell vorstellen -, käme man zu den Doldengewächsen. Diese weisen in ihrer Gestaltung Eigenschaften auf, die evolutiv an die «Kinderstube» des Pflanzenreiches erinnern.

Ebenfalls an ein früheres Stadium des Pflanzenreiches erinnern die parallelnervigen Blätter, die wir bei den Doldenblütlern als Unterblätter antreffen. Es sind dies große Blätter, die als Scheide die hohlen Stengel umgreifen; sie umschließen wie prall gefüllte Knospen den noch unentwickelten Pflanzenteil. Verfolgt man sein Wachstum, dann sieht man, wie sich aus der Knospe der folgende Sproßabschnitt zum nächsten Blatt erhebt. In diesem unteren Teil sind somit die späteren Abschnitte der Pflanze im Keim bereits angelegt. - Der Stengel als zentraler Sproß ist stark entwickelt, hohl und weist oft kräftige Rillen auf.

Versuchen wir die bisher dargestellten wesenhaften Merkmale der Doldenblütler im Hinblick auf ihre therapeutischen Eigenschaften zu verstehen.

Generell unterliegt jede Pflanze in ihrem Wachstum diametralen Kräften. Je höher sie wächst, umso mehr unterliegt sie hemmenden Einwirkungen, die in der Vitalität der Pflanze Stauungen bewirken. Dies zeigt sich äußerlich z.B. in der zunehmenden Ziselierung der Blätter. An einem bestimmten Punkt dieser Entwicklung wandelt die Pflanze ihre vegetativen Kräfte um, und es kommt zur Blütenbildung. Hier umschweben gewissermaßen astralische - seelische - Kräfte die Pflanze.

Betrachten wir unter diesem Aspekt die Blütenbildung der Doldenblütler, dann wird ihre Besonderheit und Einzigartigkeit verständlich. Die Pflanze muß nämlich mit ihrem Blütenstengel den geschilderten Hemmbereich durchstoßen, ihn überwinden, um dann gleichsam in der höheren Ordnung einer vielfältigen Dolde zu «explodieren». Dies setzt besondere Kräfte voraus.

Wie die Gräser erscheinen die Doldenblütler unberührt von astralen Einwirkungen, was durch ihre Farblosigkeit sichtbar wird. Man kann sie daher als pflanzliches Gegenbild nehmen für eine bestimmte Stufe seelischer Reifung, nämlich für eine der Kindheitsstufe verhaftet gebliebene Seele, die nicht zur vollen Erdenreife kommen kann oder will. Die Kräfte bleiben im Organischen gebunden und können hier zu besonderen Fähigkeiten, aber auch Einseitigkeiten führen.

Dies wird durch das Arzneimittelbild der Doldenblütler bestätigt. Die Patienten vermögen die Befreiung der Astralität nicht richtig zu vollziehen. Die fehlende Erdenreife äußert sich beispielsweise dadurch, daß eine Asexualität vorliegt. Obwohl erwachsen, erfahren die Geschlechtsorgane dieser Patienten eine Art Rückfall in die Verhältnisse der Vorpubertät; es tritt z.B. eine Amenorrhoe auf.

Die Doldenblütler haben auch eine starke Beziehung zu bestimmten unbewußt verlaufenden Sinnesprozessen des menschlichen Organismus. So ist die Wirkung dieser Heilpflanzen in auffälliger Weise auf die Drüsentätigkeit in der Verdauung sowie auf die Milchbildung gerichtet. Besonders Fenchel, Kümmel und Anis sind «Fahnenträger» in diesem Bereich und kommen daher in entsprechenden Präparaten zum Einsatz. Auch bei Erkrankungen der weiblichen Brust können Doldenblütler-Präparate hilfreich sein, was in der anthroposophisch orientierten Medizin berücksichtigt wird.

Bäume

Als letztes Beispiel wollen wir die *Baumpräparate* betrachten. Während wir bei den Kräutern den Aspekt der Dreigliederung des Sal-Artigen, Merkur-Artigen, Sulfur-Artigen finden, haben wir bei den

Bäumen - wir sprechen hier von den Laubbäumen - primär den Aspekt der *Polarität von Stamm und Krone* zu berücksichtigen. Prinzipiell stellt der Stamm eine Ausstülpung des Wurzelbereiches dar, während die Krone in metamorphosierter Form Blatt- und Blütenbereich zusammenfaßt. Wurzelzubereitungen von Bäumen werden selten verwendet, im Gegensatz zu Wurzelzubereitungen aus Kräutern. Dagegen kommen *Rindenpräparate* zum Einsatz, die aufgrund dieser ideell erfaßten Ausstülpung den Wurzelpräparaten des Krautes entsprechen.

Der beim Kraut im Blatt verankerte merkurielle Bereich ist beim Laubbaum nach oben in die Krone verlagert, wird sozusagen in den Blütenbereich hineingeschoben. Die Blätter können nun keine eigentliche Metamorphose mehr erfahren, da sie nicht mehr dem merkuriellen Teil der Pflanze angehören. Die Krone als Ganzes gerät unter den Einfluß der hemmenden Gegenströme, so daß schließlich Blatt- und Blütenbereich, ineinandergeschoben, an einen Endpunkt gelangen. Jede Laubbaumart unterliegt in einer ihr gemäßen Weise den gegensätzlichen Einwirkungen der irdischen und kosmischen Kräfte, wodurch sie ihre charakteristischen Eigenschaften erhält.

Krone und Stamm sind Polaritäten, durch welche der Baum in seinem Verhältnis zum Menschen grundsätzlich charakterisiert werden kann. In der Krone, die immer wieder neu entsteht und dem Baum jedes Jahr ein frisches, junges Aussehen verleiht, erkennen wir den eigentlichen Lebensquell des Baumes, den Stamm dagegen erleben wir in seiner mineralisch gewordenen, starren und festen Gestalt als das Absterbende. Auf den Menschen übertragen, entsprechen diese beiden Prinzipien in ihren Qualitäten der zentralen bzw. der peripherischen Organisation. Die zentrale Organisation ist die des Stoffwechsels, die den Organismus mit Lebens- und Aufbaukräften durchzieht und vor allem im unteren Pol des Menschen konzentriert ist. Die peripherische Organisation bedingt die Form, wobei sie abbauend wirkt. Sie steht in enger Beziehung zum oberen Pol des Menschen und wirkt dadurch auch «geistbefreiend». Der Baumstamm mit seinen mineralischen Kräften entspricht also den abbauenden Kräften der peripheren Organisation, während die

Krone mit ihren Lebenskräften den aufbauenden Prozessen der zentralen Organisation zugehört. Unter diesem Gesichtspunkt der polaren Zweiheit stellt der Mensch einen «umgestülpten Baum» dar, wie er im Sinne der funktionellen Dreigliederung eine «umgestülpte Pflanze» darstellt.

Die periphere und zentrale Organisation spielen bei der Aufnahme und Ausscheidung von Stoffen eine entscheidende Rolle, aber auch im seelischen Bereich bei den Prozessen der Verinnerlichung und Veräußerlichung. Diese Prozesse sind es, die dem Menschen ein gewolltes Distanzieren von der Umwelt und dadurch einen inneren Freiraum zur Entwicklung der Individualität ermöglichen. Die Funktionen der Niere haben hierbei eine besonders wichtige Aufgabe. Da die pflanzlichen Prozesse bestimmter Bäume hierzu eine enge Beziehung haben, zeigen auffallend viele Baumpräparate eine deutliche Wirkung auf die Nierenfunktionen. Dafür besonders typisch sind die Birken-Präparate.

Die hier praktizierte Art als Bemühung um eine lebendige Darstellung der Pflanzen und ihrer Beziehungen zum Menschen zeigt, daß die Begriffe der Dreigliederung wie der Polarität sehr lebendig aufgefaßt werden müssen, wenn sie für das Verständnis der therapeutischen Wirkung von Pflanzenheilmitteln fruchtbar sein sollen. Gelingt dies, dann erschließt sich eine unermeßliche Fülle an Heilkräften aus der Natur, gewinnt der Spruch, «daß für jedes Leiden ein Kräutlein gewachsen sei» eine gewisse Berechtigung und wird konkret.

Heilmittel aus tierischen Substanzen

Ein weiteres Naturreich - das weite Reich der Tiere in seinen Abstufungen - kann für die Gewinnung von Heilmitteln herangezogen werden. Man mag einwenden, daß Substanzen wie z.B. Sekrete von Insekten, Amphibien und Reptilien usw. doch Abneigung erregen müssen - man möchte sie nicht als Heilmittel einnehmen. Hierbei ist jedoch zu bedenken, daß auch solche «Lebensgenossen» eine enge

Beziehung zur Evolution des Menschen haben. Der Mikrokosmos Mensch hat seine Entsprechungen in der Natur, und hierzu gehört alles, was da «kreucht und fleucht». Will man sich von diesen «Verwandten» distanzieren, dann negiert man einen großen Teil der eigenen Natur und würde sich gegenüber wichtigen therapeutischen Möglichkeiten verschließen. Hierbei ist noch zu erwähnen, daß die Rohstoffe tierischer Herkunft durch die pharmazeutische Behandlung so aufgeschlossen werden, daß sie von ihrem ursprünglichen materiellen Naturzustand weit entfernt sind.

Zum Verständnis der Wirksamkeit der tierischen Substanzen ist bedeutsam, daß das Tier nicht nur auf der Stufe des Lebendigen steht wie die Pflanze, sondern daß es auch beseelt ist, wie dies beim Säugetier ganz offensichtlich ist. Die Eiweißstruktur der Tiere ist infolge der innerlichen Durchdringung mit seelischen Kräften in spezifischer Weise geprägt. Die tierische Substanz muß daher, wenn sie vom menschlichen Organismus aufgenommen und hier in individualisierte Substanz umgewandelt werden soll, nicht nur von den Vitalkräften befreit - was bereits teilweise durch die Tötung geschieht -, sondern auch ihrer seelischen Prägung entkleidet und insgesamt bis zur Mineralität abgebaut werden. Dies vollzieht sich vor allem in der zentralen unteren Stoffwechsel-Organisation des Menschen unter dem Einfluß bestimmter ätherischer Kräfte, die in der anthroposophischen Menschenkunde «chemischer Äther» genannt werden. Daher gilt ganz allgemein, daß Heilmittel aus dem Tierreich vor allem dann einzusetzen sind, wenn direkt auf den Ätherleib (Lebensleib) des Menschen eingewirkt werden soll.

Neben dieser Grundtatsache müssen noch weitere Gesichtspunkte zum Verständnis der Heilmittel aus tierischen Substanzen berücksichtigt werden. Im Prinzip können drei Gruppen von Tierheilmitteln unterschieden werden: *Drüsensekrete, Organpräparate* und *Mineralsubstanzen* tierischen Ursprungs (z.B. Conchae). Am häufigsten werden Drüsensekrete verwendet. Hierbei handelt es sich um Sekrete, die das Tier nach außen ausscheidet. Es sind vorwiegend Giftdrüsensekrete, z.B. Ameisen- oder Bienengift. Während die Drüsensubstanzen durch Ausscheidung in die Umwelt gelangen, werden die tierischen Mineralsubstanzen, die immer Kalkbildungen sind, nach außen als Abgrenzung zur Umwelt (Panzer) oder auch nach innen zur Behauptung der eigenen Standhaftigkeit (Schulp) gebildet.

Als Organpräparate dienen vor allem endokrine Drüsen des Rindes: Hypophyse, Schilddrüse, Bauchspeicheldrüse, Nebennierendrüse, Eierstöcke, die bei der Schlachtung gewonnen werden. Grundsätzlich kann aber jedes Organ oder Gewebe verwendet werden, was in der Praxis auch geschieht. Organpräparate zielen unmittelbar auf die entsprechenden Organe des menschlichen Organismus, insbesondere auf allfällige degenerative Prozesse, welchen sie durch Anregung der Funktionen des Ätherleibes entgegenwirken.

Krankheiten, die auf der Ebene des Ätherleibes durch Organpräparate angesprochen werden können, zeigen häufig eine Periodizität in ihren Symptomen, d.h. sie treten in regelmäßigen Intervallen auf. Im Ätherleib ist das Zeitgeschehen unseres Organismus verankert, d.h. es wirken hier die polaren Kräfte in bestimmten Rhythmen, und bei einem Ungleichgewicht treten die Beschwerden in der entsprechenden Rhythmik auf.

Organpräparate werden auch eingesetzt, um die Heilwirkung von Metallen oder Pflanzen zu unterstützen, bzw. um die Wirkung dieser Präparate gezielt im Organismus zu lokalisieren. Um z.B. die Wirkung von Arnika bei bestimmten degenerativen Gehirn- und Rückenmarkserkrankungen zu erhöhen, wird die pflanzliche Substanz mit der organischen, die aus der entsprechenden Nervensubstanz des Spendertieres gewonnen wurde, kombiniert. Solche Kombinationspräparate werden den Patienten meist als Injektionen verabreicht.

Bei der Herstellung von Organpräparaten, die z.B. mit einem bestimmten Metall - Stibium - kombiniert werden sollen, ist es wichtig, daß bereits das Spendertier mit dem Metall behandelt wird, so daß diese Prozesse schon im lebenden Tier auf das zu entnehmende Organ wirken können. Durch diese Behandlung wird das Metall bereits vor der therapeutischen Anwendung auf die Stufe des

Lebendigen gehoben und kann so vom Organismus des Patienten leichter aufgenommen werden, da es sich nicht direkt an die Ich-Organisation des Menschen wendet. Dazu kommt, daß bei dieser Art der Verabreichung die Heilwirkung des Metalls direkt auf das erkrankte Organ gelenkt wird.

Die Biene

Wir wollen nunmehr einige tierische Substanzen etwas näher betrachten, zuerst die *Apispräparate*. Gerade wenn es um therapeutische Aspekte geht, muß man sich von der Vorstellung befreien, daß es sich bei gewissen Tieren, z.b. den Bienen, um «niedrige Tiere» handelt. Wie in anderen Zusammenhängen bereits angedeutet wurde, steht der *Bienenstock* als Organisation evolutiv auf einer hohen Stufe. Den Bienen als Volk ist eine harmonische soziale Ordnung zu eigen, die die Funktionen der einzelnen Tiere (Nahrungssuche, Wachsbereitung, Fortpflanzung, Abwehr usw.) regelt, so daß jedes Tier - für sich allein nicht lebensfähig - für die Gemeinschaft tätig sein kann.

Einmalig ist das Leben im Bienenstock im Winter geordnet. Das zusammengedrängte Bienenvolk sichert sich durch Aufrechterhaltung einer Temperatur von 20-25° C das Überleben bis zum nächsten Frühjahr, und dies, obwohl die Bienen Kaltblütler sind. Die «Wintertraube» kann als eine Art Systole des Bienstocks gelten. Ein zweites Mal tritt diese Systole im Frühsommer auf als «Schwarmtraube». Dazwischen liegt eine Art Diastole, wo die Bienen einzeln ausschwärmen und wo hauptsächlich die Vermehrung stattfindet.

Wir könnten noch viele Phänomene anführen für die äußerst hochentwickelte Organisation des Bienenstocks. In großartiger Weise verleiht Rudolf Steiner dem Geschehen Ausdruck: «Der Geist des Bienenstockes steht höher als der Geist des einzelnen Menschen, er hat heute schon ein Venus-Bewußtsein (ein für den Menschen zukünftiges Bewußtsein). Die Biene ist das Symbol des Geistesmenschen, der nichts von Sterblichkeit weiß. Die Geistigkeit, die der Mensch hatte, als der Planet sich noch in feurigem Zustande befand, wird er auf höherer Stufe wiederum erreichen, wenn der Planet als Venus wieder feurig sein wird. Deshalb wird die Biene im Okkultismus als Wärme- oder Feuerwesen bezeichnet.» (Mythen und Sagen. Okkulte Zeichen und Symbole, Vortrag vom 14. September 1907; GA 101).

Die Biene hat also eine besondere Beziehung zur Geistigkeit des Menschen. Therapeutisch angewandt, verstärken daher Bienenpräparate alle Funktionen, die zur Ich-Organisation gehören. Eine besondere Beziehung besteht zum Wärmeorganismus des Menschen, in welchem die Ich-Organisation einen wichtigen Wirkensbereich hat. Entzündungsprozesse werden daher besonders von diesen Präparaten angesprochen. Dabei werden nicht allein entzündliche Prozesse, z.B. Neuritiden, Neuralgien usw., therapeutisch beeinflußt, sondern die Präparate wirken auch günstig auf Krankheiten des rheumatischen Formenkreises.

Der Tintenfisch

Betrachten wir einen anderen Bereich tierischer Heilmittel: die *Sepiapräparate*, gewonnen vom Tintenfisch. Der Tintenfisch gehört mit den Schnecken und den Muscheln zu den Weichtieren (Mollusken). Diese Tiere haben noch kein Innenskelett ausgebildet, statt dessen besitzen sie ein Außenskelett, die Schale. Beim Tintenfisch ist diese jedoch stark reduziert - bei ihm hat sich die Befreiung von den Kalksubstanzen und damit von der Schwere in hohem Maße vollzogen. Manche Arten haben wohl noch eine Kalkmasse, diese ist aber meist sehr leicht und schaumähnlich von Struktur und wird vom Körper ganz umhüllt. Die Tintenfische können gut schwimmen, und viele Arten bewegen sich zierlich und oft mit großer Geschwindigkeit in allen Richtungen des Wasserraumes. Überhaupt ist der Tintenfisch, im Gegensatz zu den anderen Weichtieren, ganz auf die Umwelt hinorganisiert.

Besonders auffällig ist die Leistungsfähigkeit des Tintenfischauges, sie ist vergleichbar mit jener beim Auge des höheren Wirbeltieres. Aber trotz aller funktionellen Ähnlichkeit wird das Auge des

Tintenfischs auf ganz andere Weise gebildet als das Auge der Säugetiere. Äußerlich betrachtet ähnelt es verblüffend dem Menschenauge. Es hat eine Hornhaut, sogar Lidfalten, eine Linse (die allerdings nicht akkommodieren kann), eine Regenbogenhaut mit veränderlichem Pupillenspalt, einen Glaskörper und schließlich eine Sehzellenschicht, welche zwar die Netzhaut vertritt, jedoch nicht direkt mit einer echten Netzhaut, wie sie das menschliche Auge besitzt, verglichen werden kann.

Zum besseren Vergleich schildern wir zuerst das Menschenauge: Hier haben wir es mit zwei entgegengesetzten Entstehungsursachen zu tun, denn zu der von außen her wirkenden tritt eine innere Komponente, nämlich der lichtempfindliche Augenbecher mit der Netzhaut hinzu. Dieser wird vom Gehirn gebildet, wobei die Stäbchen und Zäpfchen der Netzhaut nach dem Kopfinnern zeigen. Diesen Teil des menschlichen Auges kann man als einen nach außen vorgeschobenen Gehirnteil ansehen, dem sich in der Aderhaut noch das Blutsystem zugesellt.

Das Tintenfischauge dagegen wird ganz und gar von der Außenhaut gebildet. Hier fehlt die innere Komponente mitsamt der Aderhaut. Die Stäbchen zeigen von innen nach außen. In dieser rein anatomischen Gegensätzlichkeit haben wir ein Abbild für die grundverschiedene Rolle, die Außenwelt und Innenwelt beim Menschen bzw. beim Tintenfisch spielen. Die Grenze zwischen innen und außen ist beim Tintenfischauge viel weniger ausgeprägt als beim Menschenauge. Die feinsten Wahrnehmungen in der Umgebung müssen daher sogleich den ganzen Organismus des Tieres durchdringen und unmittelbare Reaktionen auslösen.

Daher kann man den ganzen Tintenfisch als «reagierendes Auge» charakterisieren. Die Eindrücke aus der Umwelt, die bei den höheren Tieren und beim Menschen vom Auge zum Zentralnervensystem geleitet werden und hier zu einem mehr oder weniger bewußten Wahrnehmen der Umgebung führen, bleiben beim Tintenfisch organisch gebunden und manifestieren sich immer als direkte Reaktionen, sei es in der Bewegung der Tentakeln, des Muskelschlauchs und/oder des Farbenspiels der Haut. Wie beim Säugetier und beim

Menschen die Pupille sofort auf veränderte Lichtverhältnisse reagiert, so greift beim Tintenfisch die Wahrnehmung unmittelbar in die Körperfunktionen ein. Was das Tier in der Umgebung wahrnimmt, fährt ihm sozusagen sofort in die Glieder, nur daß hier die «Glieder» Bestandteil des Kopfes sind. Daher ist der Tintenfisch organisch-funktionell ein natürliches Abbild dessen, was beim Menschen übersinnlich als Ätherorganisation in der Sinneswahrnehmung des Kopfes wirkt.

Nun kommen wir noch auf einen anderen bedeutsamen Aspekt dieses Tieres zu sprechen. Die enorme Extravertiertheit durch die besondere Sinnesausbildung erfordert ein Gegenmittel: die Dunkelheit. Der Tintenfisch produziert einen schwarzen Farbstoff, den er bei drohender Gefahr reichlich in das umgebende Wasser absondert. Diese «Tinte» dient ihm als Schutz, um einen Feind zu verwirren und selber in der Dunkelheit verschwinden zu können. Das Sekret des Tintenbeutels enthält zum großen Teil *Melanin*, eine Substanz, die sich auch in der Netzhaut des menschlichen Auges findet und die Lichtwahrnehmung vermindert.

Die durch Melanin bewirkte Dunkelheit - für den Menschen ein Teilaspekt seiner Organisation - bedeutet für den Tintenfisch eine Art Verdoppelung des eigenen Wesens, die er als dunklen Schatten aus sich heraussetzen kann, um sich bei Gefahr zu retten.

Im *Arzneimittelbild zu Sepia* spielen persönlich gefärbte Schatten in der Seele, die nicht wahrgenommen werden wollen, eine wichtige Rolle. Die geschlechtliche Symptomatik und ein asoziales Verhalten, auch wenn es nur versteckt als unbewußte Regungen erlebt wird, sind für die Anwendung dieser Substanz von Bedeutung. Der Patient vermag eigene Unfähigkeiten nicht zu ertragen, er versucht daher, sie an anderen abzureagieren. Sich selbst gegenüber ist er unduldsam, fühlt sich ständig überfordert. Mit präzisen Erkenntnissen kann er nicht fertig werden und sie nicht bewußt verarbeiten, daher zieht er sich vollkommen in sich selbst zurück. Gegen die Schwächen anderer, und wenn es die der eigenen Kinder wären, kennt er keine Toleranz. Totale Ablehnung der Umwelt, selbst der eigenen Familie, ist daher ein Merkmal des Sepia-Patienten.

Die Kreuzspinne

Als drittes Beispiel für einen Spender von Tierpräparaten wollen wir Aranea diadema, die Kreuzspinne, betrachten. In der Regel ruft der Anblick von Spinnen Widerwillen bis Ekel hervor, häufig in Verbindung mit Angst vor dem kleinen Tier. Instinktiv wird hierbei etwas Wesentliches der Spinnen wahrgenommen, das in dieser Abneigung bewußt wird.

Der unheimliche Eindruck, den eine Spinne hervorruft, beruht auf der eigenartigen Funktion der dünnen langen Gliedmaßen, die als Sinneswerkzeuge das Umfeld «ergreifen». Bei der Spinne setzen im *Kopfbereich* vier dünne, überdimensionale Beinpaare an. Dies ist vollkommen ungewohnt, denn bei den Insekten setzen die Beine im mittleren Segment, bei den Säugetieren im Abdominalbereich an. Dieser Ansatzpunkt am Kopf weist darauf hin, daß die Spinnenbeine im Grunde nach außen gerichtete Sinnesorgane sind und nicht dem Stoffwechselbereich zugehörige Gliedmaßen. Die Fortbewegung der Spinne ist daher in keiner Weise vergleichbar mit den willensmäßig gesteuerten Bewegungen der höheren Tiere. Ihre Bewegungen wirken auch nicht rhythmisch oder harmonisch, sondern abrupt, tastend, seelenlos, ja roboterhaft.

So wie das Auge in den Raum hinaussieht und auf Lichtreflexe automatisch reagiert, so tastet sich die Spinne mit ihrer enormen Empfindlichkeit auf Erschütterungen in den Raum vor. Liegt kein Reiz vor, bewegt sich die Spinne auch nicht. Ja sie kann monatelang in absoluter Ruhe verharren, um plötzlich, wenn ihr Netz vibriert, hervorzuschießen. Dieser plötzliche Bewegungsimpuls ist überhaupt keine zielgerichtete Äußerung, sondern eine rein automatenhafte Reaktion.

Diese seelenlose Bewegungsart erscheint uns darum befremdlich, weil Gliedmaßenbewegungen ansonsten immer etwas Seelenmäßiges beinhalten. Beim Menschen z.B. verschwindet das Willenshafte aus der Wahrnehmung und aus dem Bewußtsein sozusagen über «die Schwelle des Herzens» ins rein Geistige, um dann verbunden mit seelischen Impulsen als Raumesbewegung zu erscheinen. Bei der Spinne dagegen ist der Willensimpuls direkt mit dem Sinnesmäßigen verbunden, daher ergreift die Bewegung den Umkreis wie in einem Sinnesprozeß, also ohne eigene Seelenhaftigkeit. Das herausgesetzte Spinnennetz hat in seiner fast vollkommenen Form Organcharakter und somit eine Beziehung zur Astralwelt. Auch die Verdauung ist bei der Spinne teilweise aus dem Organismus herausgesetzt, indem das Tier Verdauungssekrete in seine Beute einspritzt und diese so außerhalb des Körpers vorverdaut.

Insgesamt befindet sich somit das eigentlich Wesenhafte der Spinne außerhalb ihrer selbst. Die Spinne stellt damit als Naturprozeß einen Zustand dar, wo das Seelische keine richtige Verbindung mit dem Körperlichen eingeht. Diese Situation tritt beim Menschen bei verschiedenen motorischen Störungen auf, z.B bei bestimmten Lähmungen mit Taubheitsgefühl. Wenn durch eine Degeneration der Nerven die Gliedmaßen nicht mehr in richtiger Weise wahrgenommen werden können und daher der Wille nicht richtig eingreifen kann, können Spinnenpräparate als potenzierte Heilmittel therapeutisch eingesetzt werden.

Abschließend sei betont, daß diese Betrachtungen nicht in die Einzelheiten der therapeutischen Verwendung von bestimmten tierischen Heilmitteln einführen wollen, sondern lediglich charakteristische Aspekte aufzeigen, aus denen die therapeutischen Beziehungen zum Menschen ersichtlich werden können. Sie sollen beweisen, daß eine Auseinandersetzung mit dem Wesenhaften dieser Natursubstanzen zur Entdeckung der korrespondierenden Krankheitsbilder führen kann. Daß die niederen Tiere dann in ganz anderem Licht erscheinen, als man es gewohnt ist, ja daß sie z.T. hoch entwickelte Organisationen besitzen und somit auch für den Menschen Zukünftiges beinhalten, ist ausgeführt worden. Die Ehrfurcht vor der Schöpfung, auch wenn sie noch so niedrig und bedeutungslos, ja unsympathisch erscheinen mag, ist ein Wesensmerkmal dieser Betrachtungsweise und kann zu elementaren Erlebnissen der Natur gegenüber führen, aus welchen auch wichtige therapeutische Einsichten gewonnen werden können.

Homöopathie und anthroposophisch orientierte Medizin

Prinzipielle Übereinstimmungen und Unterschiede

In der Homöopathie wie in der anthroposophischen Medizin werden potenzierte Heilmittel verwendet. Für die Homöopathie sind sie überhaupt das Merkmal, während sie in der anthroposophischen Medizin wohl einen wesentlichen Teil der Medikamente ausmachen, daneben aber auch Phytotherapeutika und alchimistisch hergestellte Heilmittel eine wichtige Rolle spielen. Eine gewisse Ähnlichkeit der beiden therapeutischen Richtungen bringt aber viele Laien zur Meinung, sie seien identisch. - In diesem Kapitel wollen wir daher sowohl auf die Gemeinsamkeiten wie auf die Unterschiede eingehen.

Durch eine Charakterisierung des Umfeldes der anthroposophischen Medizin wird deutlich, wo die prinzipiellen Unterschiede dieser Medizin zur Homöopathie liegen. Die anthroposophische Medizin ist nur *ein* Wirkensfeld der anthroposophischen Geisteswissenschaft, denn diese ist auf den verschiedensten Gebieten tätig: Pädagogik, Heilpädagogik, Sozialwissenschaften, Landwirtschaft, Kunst (sowohl gestaltende wie darstellende Künste), Architektur, Technik usw. Die Homöopathie dagegen beschränkt sich auf das Gebiet der Medizin und hier wiederum auf eine bestimmte Art der Arzneifindung, Herstellung und Anwendung. Sie ist eine Methode, die sich ganz wesentlich auf die *Erfahrung* stützt und als solche nicht auf andere Gebiete (z.B. Pädagogik) übertragen werden kann. Die Anthroposophie und damit auch die anthroposophisch orientierte Medizin dagegen beinhalten eine *Erkenntniswissenschaft, die auf alle Lebensbereiche anwendbar ist.* Diese Erkenntniswissenschaft läßt auch die Homöopathie und ihre Methodik verstehen, aber nicht als etwas Ausschließliches, sondern als einen therapeutischen Ansatzpunkt unter anderen.

Es muß auch speziell betont werden, daß die Arzneitherapie in der anthroposophischen Medizin nur einen Teil des therapeutischen Konzeptes ausmacht. Künstlerische Betätigungen wie Eurythmie oder Sprachgestaltung, gegebenenfalls auch der esoterische Schulungsweg, gelten ebenfalls als wesentliche Komponenten einer auf anthroposophisch erweiterter Menschenkunde basierenden Therapie. Und selbstverständlich gehören auch die physikalischen Behandlungsmöglichkeiten, die Chirurgie, die Diätetik dazu sowie u.U. eine Beeinflussung der Lebensführung des Patienten in sozial-hygienischem Sinne, während für die Homöopathie diese Bereiche zum allgemeinen Wissensschatz des Arztes gehören und von der Art der eingesetzten homöopathischen Arzneitherapie nicht abhängig sind.

Durch den erkenntnismäßig breiten Ansatz der anthroposophisch orientierten Medizin bekommen selbst identische Termini wie Natur, Potenz, Typus, Charakter, Persönlichkeit, Konstitution usw. einen umfassenderen Sinn und Gehalt im Vergleich zu jenem, den andere Therapierichtungen diesen Begriffen beilegen. So erfährt auch das Simileprinzip der Homöopathie in der anthroposophischen Medizin Modifikationen und Differenzierungen.

Betrachten wir zuerst eingehender die äußeren geschichtlichen Aspekte der beiden hier zur Sprache kommenden Therapierichtungen. Ihre Begründer, Samuel Hahnemann wie auch Rudolf Steiner, stammen aus dem deutschen Sprachraum. Beide haben in Wien studiert und hier wesentliche Impulse für ihre spätere Arbeit empfangen. Hahnemann lebte von 1755 bis 1843; er war Arzt, kehrte aber der Medizin seiner Zeit den Rücken und verwarf ihre Theorien und Praktiken. In seinem Wirken beschränkte er sich ganz bewußt auf das Medizinische; alle seine Aussagen und Erkenntnisse richten sich unmittelbar auf das Therapeutische.

Rudolf Steiner ist rund 100 Jahre jünger (er lebte von 1861 bis 1925). Er studierte die Naturwissenschaften, beanstandete aber die Enge des wissenschaftlichen Denkens seiner Zeit und entwickelte und impulsierte eine Kulturbewegung, die viele Lebensbereiche umfaßt, somit auch die Medizin. Bei ihm geht es um eine Erneuerung des geistigen Lebens überhaupt, wobei die medizinische Bewegung eine wichtige Rolle spielt. Vielfach von Patienten wie von Ärzten um therapeutische Hinweise gebeten, gab Rudolf Steiner den Fragen interessierter Ärzte stets ohne Vorbehalt statt, während dies bei Patienten immer in Zusammenarbeit mit ihrem Arzt geschah.

Rudolf Steiner erkannte und anerkannte die Größe Hahnemanns, er bezeichnete ihn als denjenigen, *der das esoterische Wissen der Medizin in die Neuzeit hinübergerettet habe.* Das Hahnemannsche Potenzierverfahren zur Herstellung von Heilmitteln wurde übernommen und in der anthroposophischen Medizin weiterentwickelt.

Der Arzt Martin Stübler weist noch auf eine andere Parallele wie Gegensätzlichkeit zwischen Hahnemann und Rudolf Steiner hin: Beide bewiesen eine besondere Selbstlosigkeit bei der Betrachtung der Phänomene. So konnten sich diese «aussprechen» und dadurch in praktisch zu verwertende Erkenntnisse umgesetzt werden. Hahnemann wie Steiner besaßen eine unermeßliche Geduld im Sammeln von Einzelheiten und deren adäquater Verarbeitung. Bei Samuel Hahnemann hat sich hieraus seine neue Arzneimittellehre mit ihren spezifischen Arzneimittelbildern ergeben. Bei Rudolf Steiner hat diese Erkenntnisarbeit über die Arzneimittelbilder hinaus zu einem umfassenden neuen Welt- und Menschenbild mit kosmologischen Aspekten geführt, wo auch die Medizin ihren Platz findet. Bei ihm entwickelte sich in aller Konkretheit die Anschauung von der *Dreigliederung des einzelnen Menschen wie des sozialen Organismus als Ganzes.* - Für beide Anschauungen aber ist bezeichnend, daß sie ganz auf die Praxis bezogen sind.

Die anthroposophische Medizin wie die Homöopathie sind im Grunde nicht etwas vollkommen Neues in der Medizingeschichte. Sie knüpfen vielmehr an die Geistesgeschichte der Medizin in Europa an, wie sie seit dem Altertum bis in die Neuzeit aufgefunden werden kann. So läßt sich das Potenzieren als Verfahren zur Heilmittelherstellung bis in die Antike zurückverfolgen. Auch Paracelsus kannte diese Herstellungsweise. Es war aber Hahnemanns Verdienst, das Verfahren aus einem philosophisch-weltanschaulichen Zusammenhang herausgelöst zu haben und es, zusammen mit den anderen Kriterien der Homöopathie, zu einer allgemein praktikablen Methode innerhalb der Medizin zu machen. Indem die anthroposophische Medizin das Potenzierverfahren ebenfalls übernommen hat, knüpft sie an diesen Geistesstrom an. Auch andere Elemente der anthroposophischen Medizin können bis in die Antike, somit bis in die historisch faßbaren Anfänge der Medizingeschichte, zurückverfolgt werden, beispielsweise bestimmte Vorstellungen über die Metalltherapie oder über alchimistische Herstellungsverfahren.

Das Simileprinzip

Wir wollen uns nun den grundlegenden Vorstellungen der homöopathischen Medizin zuwenden. Ihre drei Grundpfeiler sind: das Simileprinzip, das Potenzierverfahren und der Arzneimittelselbstversuch. Das Potenzierverfahren haben wir im Kapitel *Pharmazeutische Herstellungsprozesse* dargestellt. Hier wollen wir daher nur die beiden anderen Grundpfeiler der Homöopathie schildern.

Das Simileprinzip besagt, daß Erkrankungen, die am gesunden Menschen durch einen bestimmten Stoff hervorgerufen werden, durch den gleichen Stoff in potenzierter Verdünnung wieder geheilt werden können. Daher kann die betreffende Substanz in potenzierter Form auch bei einem Kranken, der ein entsprechendes Krankheitsbild zeigt, wirksam sein.

Hahnemann übersetzte 1790 die «Materia Medica» von Cullen aus dem Englischen ins Deutsche. Dort wird auch über Chinarinde gesprochen. Hahnemann, der wahrscheinlich früher selbst wegen Malaria mit Chinarinde behandelt worden und daher sensibilisiert war, sah sich veranlaßt, experimentell Chinarinde einzunehmen und fühlte sich bald darauf fieberkrank. Er schrieb darüber: «Dabei ging mir zuerst die Morgenröte zu einer bis zum hellsten Tage sich aufklärenden Heillehre auf: Daß Arzneien nur mittels ihrer den gesunden Menschen krank machenden Kräfte Krankheitszustände heilen können, die aus Symptomen zusammengesetzt sind, welche das zu wählende Arzneimittel ähnlich selbst erzeugen kann im gesunden Menschen.» Dies war der erste Arzneimittelselbstversuch Hahnemanns - das Simileprinzip (Ähnlichkeitsprinzip) war hiermit entdeckt.

Dieses Ähnlichkeitsprinzip wollen wir uns am Heilmittel Belladonna (Tollkirsche) verdeutlichen. Vergiftet sich z.B. ein Kind an der Tollkirsche, treten folgende Symptome auf: Der arterielle Blutstrom drängt vermehrt von innen nach außen zur Peripherie, vor allem zum

Kopf hin. Hierbei tritt eine starke Pulsation auf mit Kongestion. Das Gesicht wird hochrot, Hitzegefühl und klopfender, mit dem Puls einhergehender Kopfschmerz treten auf. Die Füße dagegen sind kalt. Die Schleimhäute in Mund und Rachen sind trocken, Hals und Tonsillen hochrot. Die Augen glänzen übermäßig, und die Pupillen werden weit, daher tritt Lichtscheu auf. Bei weitergehender Vergiftung tritt Delirium ein, der Vergiftete bekommt Halluzinationen.

Dieses Vergiftungsbild weist eine bestimmte Ähnlichkeit auf mit nachstehendem Krankheitsbild: Der Arzt kommt zu einem Kind mit fiebriger Angina und stellt bei ihm ähnliche Symptome fest wie die beschriebenen einer Belladonna-Vergiftung. Das Kind hat ebenfalls unnatürlich glänzende Augen, einen roten Kopf, trockene Schleimhäute, einen hochroten Hals und sieht Wahngebilde. In diesem Fall kann der Arzt Belladonna in potenzierter Form als Heilmittel verordnen - es wird die entsprechenden Heilungskräfte im Organismus zur Aktivität aufrufen, um ihm zu ermöglichen, der Erkrankung die Spitze zu nehmen und sie schneller zu überwinden. Nach der Einnahme des Präparates kann der Patient meist trotz weiter bestehendem Fieber ruhig schlafen. Somit hat das für die Tollkirsche typische Vergiftungsbild wichtige Hinweise gegeben, wie Belladonna therapeutisch eingesetzt werden kann.

Der Arzneimittelselbstversuch

Da es viele Substanzen in der Natur gibt, von welchen man die Vergiftungsbilder nicht kennt, da außerdem die groben toxikologischen Veränderungen in diesem Zusammenhang nicht relevant sind, wohl aber die feinen und zum Teil nur subjektiv wahrnehmbaren, leistet der Arzneimittelselbstversuch wesentliche Hilfen. Dabei nehmen gesunde Ärzte eine Substanz ein, z.B. in höherer Potenz, und beobachten an sich alle auftretenden Veränderungen. Auch das Traumleben wird in die Beobachtung einbezogen. Je mehr Versuchspersonen identische Veränderungen feststellen, desto wichtiger ist ein Symptom für die Materia medica. Auf diese Weise kann in Erfahrung gebracht werden, wie eine Substanz auf den Menschen wirkt, und zwar auf allen Ebenen, um so ihr potentielles therapeutisches Profil zu erkennen. Dieses Profil kann mehr als 1000 Symptome beinhalten, gut erprobte Substanzen erfassen bis 2000 Symptome. Über den Arzneimittelselbstversuch sind somit die inneren therapeutischen Qualitäten vieler Natursubstanzen offenbart worden und können entsprechend eingesetzt werden.

Rudolf Steiner hatte nichts Grundsätzliches gegen den Arzneimittelselbstversuch einzuwenden; während seines ersten Medizinischen Kurses wurde von den teilnehmenden Ärzten ein solcher mit Formica durchgeführt. Dennoch mußte er aus seiner Weltsicht zu bedenken geben, daß die Aussagen nicht verbindlich sein können, da sehr viele nebensächliche Symptome ebenfalls erhoben würden. Er empfahl dagegen das *erkenntnismäßige Erfassen des Wesenhaften einer Substanz*, was eine konkretere Stofferkenntnis ermögliche und wobei auch prozessuale Beziehungen zwischen Arzneimittelsubstanz und Krankheitsbild entwickelt werden könnten.

In den vorausgegangenen Heilmittelbetrachtungen haben wir verschiedene Beispiele aufgeführt für eine solche Substanzerkenntnis. In ihr spielen kosmologische und menschenkundliche Aspekte immer eine entscheidende Rolle, während solche Gesichtspunkte in den homöopathischen Substanzbetrachtungen nicht erscheinen.

Die Richtigkeit des Simileprinzips hat Rudolf Steiner bestätigt und in modifizierter Form in die anthroposophische Medizin übernommen. Menschenkundlich wird es unter den mannigfachsten Gesichtspunkten verständlich, diese Erörterungen gehören jedoch in den Bereich der medizinischen Fachliteratur.

Betrachten wir noch kurz die Lehre vom Simileprinzip in bezug auf die *chronischen Krankheiten*, von Hahnemann «Miasmen» genannt. Darüber schreibt Mathias Dorcsi in seinem interessanten Buch «Homöopathie heute» (rororo sachbuch 1990): «Eines der meist umstrittenen, meist diskutierten, aber auch tiefstschürfenden und weitestreichenden Kapitel der Homöopathie ist die Miasmenlehre Samuel Hahnemanns.» Hahnemann beobachtete nämlich, daß bei chronischen Erkrankungen die Therapiewahl nach dem Simileprinzip allein häufig nicht zum Erfolg führte. Er mußte feststellen, daß viele Chronisch-Kranke trotz bester homöopathischer Behandlung nicht genesen konnten, während akut erkrankte Patienten nach dem Ähnlichkeitsprinzip geheilt wurden. 1828, nach 12 Jahren des Forschens, brachte Hahnemann seine Auffassung zum Ausdruck, wonach die langwierigen Leiden der Menschheit auf drei Krankheitsprinzipien zurückzuführen seien, die er - um für die von ihm umfassend verstandenen Krankheitsbilder Namen zu haben - *Syphilis, Sycosis und Psora* nannte, wobei die Psora weitaus am häufigsten vorkomme. In seinem Buch «Die chronischen Krankheiten, ihre eigenthümliche Natur und homöopathische Heilung» hält er fest: «Die Psora ist es, jene älteste, allgemeinste, verderblichste und dennoch am meisten verkannte, chronisch-miasmatische Krankheit, welche seit vielen Jahrtausenden die Völker verunstaltete und peinigte, seit den letzten Jahrhunderten aber die Mutter aller der Tausende unglaublich verschiedener (akuter und) chronischer (unvenerischer) Übel geworden ist, von denen jetzt das cultivierte Menschengeschlecht auf der ganzen bewohnten Erde mehr und mehr heimgesucht wird.» An anderer Stelle notiert er, daß schon Moses die Psora erwähne.

Zu Hahnemanns Zeit war die Zahl der den drei Miasmen zuzuordnenden Arzneien überschaubar. Mercurius (Quecksilber) war das Spezifikum für «Syphilis», Thuja jenes für «Sycosis» und Sulfur (Schwefel) jenes für «Psora». Die Dreiheit der Miasmenlehre ist von den Schülern Hahnemanns sehr unterschiedlich interpretiert worden. Hierauf wollen wir aber hier nicht weiter eingehen, sondern darstellen, welche Beziehungen zwischen der Miasmenlehre und der anthroposophisch orientierten Medizin aufgezeigt werden können.

Miasmenlehre und funktionelle Dreigliederung

Dabei ist die Frage naheliegend, inwiefern die Miasmenlehre mit der funktionellen Dreigliederung des menschlichen Organismus (nach Rudolf Steiner) und der Tria principia (nach Paracelsus) übereinstimmt. Betrachet man bestimmte wichtige Präparate unter dem qualitativen Aspekt von Sal, Merkur und Sulfur, dann ist folgende Zuordnung denkbar: Quecksilber als Heilmittel hat eine besondere Beziehung zum rhythmischen System, und somit wäre «Syphilis» diesem Bereich zuzuordnen. Schwefel entspricht dem Stoffwechsel-Gliedmaßensystem, und somit wäre «Psora» diesem Pol zuzuteilen. Thuja hat eine deutliche Sal-Komponente in sich, und somit könnte «Sycosis» mit dem Sinnes-Nervensystem in Verbindung stehen.

Diese auf Grund der drei Präparate Quecksilber, Schwefel und Thuja vermutete Zuordnung wollen wir auf ihre Belegbarkeit überprüfen bzw. etwas näher charakterisieren. Ein direkter Vergleich zwischen den Auffassungen von Paracelsus, Hahnemann und Steiner in bezug auf die Dreigliederung ist nicht durchführbar, da sie jeder aus einer anderen Bewußtseinslage heraus auffaßte. Zudem verwandten sowohl Paracelsus wie Hahnemann und Steiner Begriffe, die sie mit einer besonderen Bedeutung belegt oder selber geprägt haben, und die daher erst aus dem Gesamtwerk verständlich werden. Eine Gegenüberstellung kann daher leicht zu unterschiedlichen Interpretationen führen. Wir sehen dennoch einen gewissen inneren Zusammenhang, und so soll hier auf einige offensichtliche Gemeinsamkeiten hingewiesen, aber auch auf Abweichungen aufmerksam gemacht werden.

Die Zuordnung von Syphilis zu Mercurius findet sich übereinstimmend bei Paracelsus und Hahnemann, bei beiden unter dem prinzipiellen Aspekt der Dreigliederung im Krankheitsgeschehen. Auch Rudolf Steiner weist darauf hin, daß primär die Möglichkeit dieser Erkrankung in einer Schwächung des rhythmischen Systems (von Paracelsus als merkuriellen Bereich bezeichnet) liegt, die viele Jahre vor der eigentlichen Infektion veranlagt wurde. Interessant sind die Äußerungen von Paracelsus, daß die Krankheiten im merkuriellen Bereich häufig nicht aus sich selber entstehen, sondern durch «Hitzigkeit des Stoffwechsels» erst zugelegt werden, wodurch ein Zustand entsteht, den er «hoffärtig» nennt.

Eine ähnliche Darstellung, die unter den menschenkundlichen Aspekten der anthroposophischen Geisteswissenschaft durch den Begriff der Viergliedrigkeit erweitert wird, gibt Rudolf Steiner für die

Gicht und die Migräne. Bei Paracelsus wie bei Steiner werden diese Krankheiten als merkuriell charakterisiert.

Unter den zahlreichen «psorischen» Krankheiten - die nach unserer Interpretation den «sulfurischen» des Paracelsus entsprechen - führt Hahnemann u.a. die starke Erkältungsneigung an. Paracelsus ordnet hier alle Krankheiten ein, die mit den vier Elementen zusammenhängen und durch Kälteeinwirkung ausgelöst werden, somit Erkältungskrankheiten im weitesten Sinne. Hier finden sich also ebenfalls gewisse Übereinstimmungen, andererseits jedoch auch deutliche Unterschiede, denn die nach Hahnemann für die Psora typischen Hauterkrankungen wie Jucken, Grind, Impetigo, Bläschenausschlag usw. werden bei Paracelsus unter die «salinischen» Krankheiten eingereiht. Nach Rudolf Steiner entspricht dem Sulfur-Bereich das Stoffwechsel-Gliedmaßensystem, von welchem vor allem die Entzündungsprozesse ausgehen.

Bei der Sycosis schließlich, die wir dem Sinnes-Nervensystem zuordnen, führt Hahnemann als charakteristisches Krankheitssymptom die Feigenwarzen (Kondylome) an. Bei Paracelsus sind diese unter den entsprechenden salinischen Krankheiten ebenfalls aufgeführt. Nach ihm werden die salinischen Erkrankungen durch übermäßigen «Sinnesgenuß» ausgelöst, wodurch Störungen entstehen, für die er ebenfalls das Wort «hoffärtig» gebraucht. Der Sal-Bereich - und damit die formenden Kräfte - sind dabei in einer Weise gestört, daß Wucherungen entstehen. Nach Rudolf Steiner umfaßt der Sal-Bereich das Sinnes-Nervensystem, und ein dem paracelsischen entsprechendes Verständnis ist bei ihm in weiterentwickelter Form nachweisbar.

Je mehr man sich mit der Miasmenlehre Hahnemanns auseinandersetzt, umso deutlicher wird, daß er mit ihr seinen eigenen ursprünglichen Anspruch, nämlich ohne ideelle Prätentionen rein phänomenologisch Krankheiten und Arzneimittel zu verbinden, verläßt und ideelle Wesensaspekte, wie eben die dreigegliederte Miasmenlehre, in die Homöopathie einführt. Diese ist daher innerhalb der Homöopathie immer umstritten geblieben, auch weil das grundsätzlich Neue dieser Lehre nicht einfach vereinbar war mit einem Vorgehen nach der Ähnlichkeitsregel im Sinne der Übereinstimmung von Krankheits- und Arzneimittelbild.

Wenden wir uns nun dem Vergleich der Miasmenlehre Hahnemanns mit der funktionellen Dreigliederung Rudolf Steiners zu. Der offensichtlichste Unterschied zwischen Miasmenlehre und funktioneller Dreigliederung ist, daß die erstere allein Krankheitsprozesse beinhaltet, während die letztere sich auf das gesunde Zusammenwirken der drei Bereiche im Menschen bezieht, denn die allgemeine Menschenkunde bildet bei Rudolf Steiner immer die erste Grundlage für das Krankheitsverständnis.

Wie wir im Kapitel *Die inneren Ursachen der Krankheiten* bereits dargelegt haben, betrachtet auch Rudolf Steiner die gestörte funktionelle Dreigliederung als wesentlich für die Entwicklung von Krankheiten, dies allerdings unter Einbezug kosmologischer Aspekte. So konnten wir das Krankheitsgeschehen gegliedert darstellen: Im Sinnes-Nervensystem unter dem Aspekt der Zwölfheit, welche in Zusammenhang steht mit den Kräften des Tierkreises, im rhythmischen System unter dem Aspekt der Siebenheit, welche mit den planetarischen Kräften zusammenhängt, und im Stoffwechsel-Gliedmaßensystem unter dem Aspekt der Zweiheit, welche die Polarität von Himmel und Erde widerspiegelt. Diese Gliederung beinhaltet aber nur den Ursprung einer Erkrankung, die Äußerungen bzw. die Symptome manifestieren sich immer in allen drei Systemen.

Aber während Hahnemann bestimmte Heilmittel den drei Urkrankheiten direkt zuteilt, ist dieses Vorgehen bei der funktionellen Dreigliederung der anthroposophisch orientierten Medizin nicht in der Art möglich. Wohl können bestimmte Mineralien dem Sinnes-Nervensystem, Metalle dem rhythmischen System und gewisse Pflanzen dem Stoffwechsel-Gliedmaßensystem zugeordnet werden, es ist aber stets im Auge zu behalten, daß die Substanzen in ihrer Wirksamkeit immer den gesamten Organismus beeinflussen. Ein gezieltes Einwirken auf eines der drei Systeme wird in der anthroposophischen Medizin nicht so sehr durch die Substanz als vielmehr durch deren pharmazeutische Verarbeitung und die gewählte Potenzstufe erreicht, wobei hohe Potenzen auf das Sinnes-Nervensystem, mittlere auf das rhythmische System und tiefe auf das Stoffwechsel-Gliedmaßensystem wirken. Diesen methodischen Ansatzpunkt findet man so nicht in der Miasmenlehre Hahnemanns. - Weitere Ausführungen hierzu im Kapitel *Pharmazeutische Herstellungsprozesse*.

Ein weiterer bedeutender Unterschied zur homöopathischen Miasmenlehre ist, daß die anthroposophisch orientierte Medizin bei chronischen Krankheiten die Ursachen nicht allein in der gestörten funktionellen Dreigliederung sucht, sondern auch in der Disharmonie der polar veranlagten Reaktionsweise des Organismus. Darnach ergeben sich nicht drei verschiedene Krankheitsreaktionen, wie sie in der Miasmenlehre in dem Sinne enthalten sind, daß beispielsweise zur Psora eine hypotrophisch-lymphatische, zur Sycosis eine hypertrophische und zur Syphilis eine destruktive Reaktionslage gezählt wird, sondern ausschließlich mehr oder weniger gravierende Störungen des polaren Gleichgewichts, die sich indessen auf den drei Krankheitsebenen der funktionellen Systeme unterschiedlich äußern. Solche krankhaften Reaktionsweisen sind z.B. Sklerose und Entzündung, Hysterie und Neurasthenie, Geschwulst und Manie. Das Verständnis dieser Krankheitsprozesse wird noch dadurch erschwert, daß sie nur auf dem Hintergrunde der vier Wesensglieder erklärlich werden. Erst hierdurch erfahren sie ihre speziellen Ausprägungen in den Symptomen beim Einzelfall. Darauf können wir hier aber nicht eingehen, sondern wir wollen das Reaktionspaar Hysterie - Neurasthenie in seiner Beziehung zur Miasmenlehre näher betrachten.

Viele chronische Erkrankungen sind durch ein gestörtes Gleichgewicht bedingt, das einseitig entweder zur Hysterie oder zur Neurasthenie hinneigt. Im Kapitel *Die inneren Ursachen der Krankheiten und ihre Diagnostik* werden an den Beispielen Migräne bzw. Spannungskopfschmerz und Colitis ulcerosa bzw. Morbus Crohn die Auswirkungen einer Disharmonie zwischen den oberen und den unteren ätherischen Kraftströmungen im Äther- oder Lebensleib aufgezeigt.

Betrachten wir hierzu im Vergleich die homöopathischen Arzneimittelbilder von Tuberkulinum und Medorrhinum. Tuberkulinum, ein aus dem Tuberkuloseerreger gewonnenes Medikament, ist nach der Miasmenlehre ein Präparat für die Behandlung der Psora. Das Arzneimittelbild für Tuberkulinum weist eine auffällige Übereinstimmung mit den charakateristischen hysterischen Krankheitssymptomen auf und ist somit dem Stoffwechselpol zuzuordnen. Es ist hier beizufügen, daß Rudolf Steiner am Beispiel der Tuberkulose die Hysterie als Grunderkrankung verdeutlicht hat.

Das Arzneimittelbild für Medorrhinum - das Präparat wird hergestellt aus gonorrhoeinfizierten Ausscheidungen -, das in der Miasmenlehre als typisch gilt für Sycosis, entspricht in auffälliger Weise der Neurasthenie in dem hier gemeinten Sinne und kann dem Kopfpol zugeteilt werden. An den beiden Arzneimittelbildern lassen sich somit - gleichsam experimentell - die unterschiedlichen Symptome, die bei der Hysterie bzw. der Neurasthenie auftreten können, studieren. Da den Krankheitsprozessen - wie wir ausgeführt haben - stets eine unausgeglichene Polarität zugrunde liegt, findet die dritte miasmatische Krankheit, Syphilis, keine Entsprechung auf dieser Ebene und muß unter umfassenderen Aspekten, die auch die Entwicklung und Veränderungen im Zeitlichen berücksichtigen, verstanden werden.

Die Miasmenlehre Hahnemanns war ein erster Schritt in Richtung eines zusammenhängenden, über die Phänomene hinaus ins Ideelle fortschreitenden Krankheitsverständnisses. Mit der Geisteswissenschaft Rudolf Steiners ist dann eine umfassende Menschenkunde möglich geworden, die in exakter Weise die komplexen Zusammenhänge im Aufbau des menschlichen Organismus zu erfassen vermag. In der Homöopathie ist dieser Schritt zu einem gesamthaften menschenkundlichen Verständnis der Krankheiten noch nicht vollzogen, wodurch sich die aufgezeigten grundlegenden Unterschiede ergeben.

Je eingehender die anthroposophisch orientierte Medizin und die Homöopathie betrachtet werden, umso deutlicher sind sowohl die Ähnlichkeiten wie die Unterschiede zu erkennen. In der ärztlichen Praxis aber wird man sehr viele Übergänge feststellen, so daß die

Unterscheidungen zwischen den beiden Therapierichtungen wieder weniger stark konturiert erscheinen. Vor allem sind die Übergänge sehr facettenreich und vielschichtig, was zeigt, daß beide Auffassungen sehr viel voneinander lernen können.

Was heißt Heilung?

In diesem letzten Kapitel des allgemeinen Teiles dieses Ratgebers wollen wir uns der Frage zuwenden, was *Heilung* eigentlich für uns bedeutet. Hierzu soll zunächst das naturwissenschaftliche Verständnis dargestellt werden, um den hier gemeinten unterschiedlichen Standpunkt herausarbeiten zu können.

Vergegenwärtigen wir uns das Vorgehen der modernen Medizin. Ihre übliche Strategie konzentriert sich - oft mit phänomenalem Erfolg - darauf, gefährliche Störfaktoren, z.B. infektiöse Erreger, durch Antibiotika zu bekämpfen, überschießende Reaktionen durch Blockaden zu hemmen, defekte Funktionen durch Prothesen zu ersetzen, ausfallende Wirkstoffe, z.B. Hormone, durch entsprechende Substanzen zu substituieren. In der Chirurgie werden auf diesem methodischen Wege stupende Erfolge erzielt, und in der Inneren Medizin werden Krankheiten erfolgreich bekämpft, die früher als unheilbar galten. Der «Gevatter Tod» ist bei zahlreichen Krankheiten gleichsam überlistet worden. Diese Medizin setzt uns in Erstaunen, wir brauchen sie, möchten sie nicht entbehren. Sie hat aber auch ihre Schattenseiten - die entscheidendste hierbei ist wohl, daß sie die Selbstheilungskräfte des Menschen vollkommen unberücksichtigt läßt.

Jeder Mensch hat in sich einen «inwendigen Arzt» - so nannte schon Paracelsus den geheimnisvollen Bereich der *Selbstheilungskräfte*. Dieser «inwendige Arzt» beinhaltet viele Aspekte. Wie können wir sie näher kennenlernen? Wie wir unter den verschiedensten Gesichtspunkten dargelegt haben, beinhalten die echten Heilungskräfte immer etwas wie eine «Ganzwerdung». Die innere leibliche Organisation des Menschen, somit sein gesamtes Kraftgefüge, ist immer - selbst bei einem Schwerkranken - zu dieser Ganzwerdung veranlagt. Die entsprechenden menschenkundlichen Darstellungen sind in diesem Buch daher immer unter diesem ganzheitlichen Aspekt erfolgt, unter Berücksichtigung der Tatsache, daß auch ein Teilaspekt immer das Ganze in sich trägt und zum Ganzen in einer komplementären Beziehung steht.

«Heil» bedeutet etymologisch «ganz». Der Herkunft des Wortes können wir also entnehmen, daß in der Tätigkeit des Heilens das Bemühen liegt um das ursprüngliche «Heil», das ursprüngliche harmonische Ganze, das in der Krankheit verloren gegangen ist. So verstanden hat «heilen» auch mit «heilig» zu tun, denn das Heilige ist immer etwas Ganzes, Umfassendes. Nun ist aber alles Lebendige in ständiger Entwicklung, und daher kann eine «Ganzheit» nur auf einer höheren Stufe wieder erreicht werden. Wie gesagt, der Mensch ist in geheimnisvoller Weise immer zum Ganzen hin organisiert, auch wenn er effektiv nur einen Teil des Ganzen offenbart und gestaltet, und die Selbstheilungskräfte sind die Kräfte, die diese «Ganzwerdung» im Krankheitsfalle unterstützen und bewirken.

Die Ganzwerdung bezieht sich jedoch nicht nur auf rein körperliche Aspekte, indem Schäden wie Wunden wieder ausheilen, sondern auch auf seelisch-geistige Aspekte, die aber wiederum auf das Körperliche zurückwirken. Mit dem «inwendigen Arzt» sind daher auch die schöpferischen Kräfte des Patienten angesprochen, die die notwendigen Veränderungen im seelisch-geistigen Bereich auslösen oder fördern können. Hier liegt der Freiheitsraum des Menschen, wo er nicht den Naturgesetzen bzw. den sozialen Zwängen unterliegt, sondern sich selbst gehören darf. Hier liegt auch die Möglichkeit zu Entwicklung und damit Selbstverwirklichung. Darum geht es auch hier um eine «Ganzwerdung» im oben gemeinten Sinne. Ein wunderbares Beispiel für die Entwicklungsfähigkeiten eines solchermaßen strebenden Menschen ist das Leben Goethes.

Außer den biologischen Selbstheilungskräften des Organismus und den schöpferischen Kräften der Persönlichkeit wollen wir noch einen dritten Aspekt ansprechen, der auf einer für die Naturwissenschaft vollkommen ungewohnten Ebene die Kräfte der Heilung erfaßt. Denn Heilung kann auch als konkretes Eingreifen wesenhafter höherer Mächte, die gleichsam die «Arme der Götter» darstellen, verstanden werden.

Diese helfend-heilenden Mächte wurden zu verschiedenen Zeiten verschieden erlebt. So kannten die Menschen der Megalithkulturen die «Große Mutter» als helfende Kraft, während Ägypter und Griechen ihren Heilgöttern vertrauten, die Griechen dem Asklepios. Sie wurden als «Schutzengel» beschrieben, die den Menschen begleiten, vor Unfällen und Krankheiten bewahren oder in solchen beistehen. So schildert das Alte Testament die Begegnung des Tobias mit seinem Engel, während das Neue Testament von den Heilungen des Heilands selbst sprechen darf. So bauten noch die Menschen des Mittelalters vertrauensvoll auf die Hilfe ihrer Heiligen, die der Gnade teilhaftig geworden, von göttlichen Kräften impulsiert waren und deshalb helfend beistehen konnten. - Soll nun dieser intuitiv erlebte Bereich des Heilens weniger wahr sein als die Erkenntnisse, die die Wissenschaft über die Heilungsvorgänge zu vermitteln vermag? - Die in diesem Buch bisher dargestellten Aspekte zu Gesundheit und Krankheit schließen die Möglichkeit vom Wirken höherer wesenhafter heilender Mächte voll mit ein, auch wenn sie nicht näher angesprochen wurde.

Aus allem bisher Ausgeführten wird deutlich, daß Heilung nichts mit «Reparatur» zu tun hat, sondern in geheimnisvoller Weise mit dem Weltenganzen zusammenhängt. Verstehen und beschreiben können wir hiervon immer nur Teilaspekte, die aber das Ganze erahnen lassen. Damit ist bereits viel erreicht. Wir betonen nochmals, daß der hier eingeschlagene Weg die naturwissenschaftliche Erkenntnismethode nicht ausklammert, daß er aber versucht, ihre Einseitigkeit zu überwinden.

Den Zugang zu den im angedeuteten Sinne erweiterten Erkenntnissen über das Heilen haben wir uns bemüht wenigstens in etwa darzustellen. Für diejenigen, die sich mit diesen Fragen in grundsätzlicher Weise näher auseinandersetzen möchten, sei auf die Literatur, insbesondere die anthroposophisch orientierte Literatur, verwiesen.

Die hier angesprochenen Bereiche des Gesundheits- und Krankheitsverständnisses berühren eng die Frage der *Selbstmedikation*, auf welche im zweiten Teil des Buches konkret eingegangen wird. Gerade bei der Selbstmedikation sollte man sich bewußt machen, welches Gesundheitsverständnis man seinen Bestrebungen zugrunde legt. Wie erlebe ich eine eigene Erkrankung oder eine Krankheit in meiner Familie? Welchen Weg möchte ich gehen, wie weit möchte ich selber aktiv am Gesundungsprozeß mitwirken? Was kann ich mir tatsächlich zutrauen?

Dies sind einige der grundsätzlichen Fragen, die jeder für sich selber beantworten muß, die ihm aber helfen, bei der Selbstmedikation den richtigen Weg zu finden, der dem «inwendigen Arzt» entspricht. Hier ist Selbstbesinnung gefordert.

DIE AUFGABE EINER HAUSAPOTHEKE

Die anthroposophisch erweiterte Medizin wird von Ärzten ausgeübt, die die übliche universitäre und klinische Ausbildung - eventuell mit zusätzlicher Facharztausbildung - aufweisen, sich dann, häufig auch bereits während des Studiums, auf dem Gebiet der anthroposophischen Medizin eingearbeitet und weitergebildet haben. Dieser Ausbildungsweg geht also über den schulmedizinischen Rahmen hinaus und ist nicht mit einer alternativen, z.B. einer Heilpraktiker-Ausbildung, zu verwechseln. Wer als Arzt die anthroposophische Medizin praktiziert, ist immer zugleich um die Erforschung der lebendigen Zusammenhänge zwischen Patient, Krankheit und Therapiemöglichkeiten bemüht und wird diese Erkenntnisse in seine medizinische Weiterbildung integrieren.

Die anthroposophisch orientierte Medizin ist aber keine Medizin, um welche sich allein der Arzt bemühen kann. Da diese Art des Heilens immer vom Gesunden ausgeht, eignet sie sich auch als Familienmedizin, als vorbeugende Medizin zur Gesunderhaltung. In diesen Bereich fällt auch die Selbstmedikation, für welche diese «Hausapotheke» zahlreiche Ratschläge enthält. Dieser Teil der anthroposophischen Medizin kann jeden ansprechen, der sich um eine natürliche, unschädliche und in geisteswissenschaftlichem Sinne menschengemäße Medizin für sich selbst wie für diejenigen, für die er zu sorgen hat, bemüht.

Dabei können und müssen wir uns auch bewußtmachen, daß eine Krankheit immer auch beeinflußt wird von der Lebensweise. Wenn wir bei Ernährungsirrtümern beharren, bei Fehlern gegen die körperliche und vor allem auch gegen die seelische Hygiene, auf welche die körperlichen Vorgänge meist nur Reaktionen darstellen, so hoffen wir vergebens auf Besserung. Die im ersten Teil dieses Buches gemachten Ausführungen weisen denn immer unter neuen Aspekten auf diese Zusammenhänge hin und deuten damit auch schon gewisse hygienische Maßnahmen an. Denn auch die adäquatesten Heilmittel können nur eine vorübergehende Erleichterung bewirken und niemals eine Heilung, wenn diese Zusammenhänge nicht berücksichtigt werden. Letztendlich geht es also um unsere gesamte Einstellung gegenüber dem Leben, und jeder einzelne ist dazu aufgerufen, aktiv an der Gesunderhaltung mitzuwirken.

Diese Hausapotheke ist nach praktischen Gesichtspunkten in bestimmte Indikationsgruppen gegliedert, die auch für den Laien verständlich sind, wie Erkältungskrankheiten, Kinderkrankheiten usw. Die aufgeführten Heilmittel berücksichtigen vielfach Präparate der Firma Weleda AG, Arlesheim (Schweiz). Damit soll nicht ein Hersteller bevorzugt werden; der Grund dafür liegt darin, daß die gemachten Empfehlungen auf Erfahrungen mit Weleda-Präparaten beruhen. Selbstverständlich können auch entsprechende Präparate anderer Firmen genommen werden. Wozu man sich entscheidet, ist letztlich eine Frage des Vertrauens.

Falls Sie wegen bestimmter Beschwerden bereits medikamentös behandelt werden, setzen Sie die Einnahme nicht ohne Rücksprache mit Ihrem Arzt ab. Notfalls müssen die anthroposophischen Heilmittel gemeinsam mit allopathischen Medikamenten eingenommen werden. Es ist jedoch wichtig, daß hierbei der behandelnde Arzt konsultiert wird.

Faustregeln für die Dosierung und Anwendung von anthroposophischen Heilmitteln

In diesem Ratgeber sind bei den einzelnen Präparaten die Dosierungen jeweils angegeben. Hier wollen wir gleichwohl einige allgemeine Faustregeln für die Anwendung von anthroposophischen Heilmitteln geben. Im allgemeinen richtet sich die Häufigkeit der Einnahme nach dem Krankheitszustand und der Reaktion des Patienten. Wichtig ist aber auch die Potenzstufe eines Präparates. Die meisten in dieser Schrift erwähnten Medikamente - wie überhaupt die für eine Selbstmedikation geeigneten Heilmittel - liegen in einem tiefen Potenzbereich, und zwar zwischen D1 und etwa D10.

Diese Präparate werden folgendermaßen dosiert:
Dilutionen und Tropfen. Erwachsene 10-20 Tropfen, Kinder je nach Alter 5-10 Tropfen - die höhere Zahl gilt vor allem für Mischungen; die Einnahme erfolgt 3mal täglich.

Pulver. 1 Messerspitze voll (mehr oder weniger gehäuft); 3mal täglich.

Tabletten. Erwachsene 1-2 Tabletten, Kinder 1 Tablette; 3mal täglich.

Globuli, mit Ausnahme der kleineren Kügelchen von Infludoron. Erwachsene 3-5 Globuli, Kinder 1-3 Globuli; 3mal täglich.

In der Regel werden die Medikamente einige Minuten vor den Mahlzeiten eingenommen. Einige Präparate, die bei Verdauungsstörungen eingesetzt werden, werden jedoch teilweise auch nach den Mahlzeiten verwendet.

Globuli, Tabletten und Pulver werden zur besseren Wirksamkeit bei der Einnahme solange im Mund behalten, bis sie sich aufgelöst bzw. mit Speichel durchmischt haben. Alle alkoholhaltigen Medikamente (also die meisten Dilutionen und Tropfen, außer Gentiana) werden zur Einnahme mit etwas Wasser verdünnt.

Höhere Potenzen werden - abweichend von den oben festgelegten Dosierungsempfehlungen - weniger häufig angewendet, und zwar von 1mal täglich bis 1mal wöchentlich oder noch seltener. Die Dosierungshäufigkeit richtet sich hier nach der Reaktion des Patienten. Diese Präparate eignen sich daher nicht für eine Selbstmedikation und gehören in die Verordnung des Arztes.

Ebenfalls abweichend von den obigen Dosierungsrichtlinien empfiehlt sich bei akuten Erkrankungen mit heftigen Schmerzen, z.B. Koliken und Neuralgien, eine häufig wiederholte Einnahme. Die Intervalle können 10 Minuten bis 2 Stunden betragen. Für Kinder hat sich folgendes Vorgehen bewährt: Die Tagesdosis wird in einem Glas Wasser aufgelöst. Davon trinkt das Kind schluckweise soviel, daß die Gesamtmenge im Laufe des Tages eingenommen wird. Hierbei verliert sich auch größtenteils der Alkoholgeschmack, da ein Teil verdunstet. Auch Pulver und Globuli können in dieser Art eingenommen werden.

Injektionsampullen werden prinzipiell für die subcutane Verabreichung verwendet. Die Injektion geschieht mit Vorteil über dem Schulterblatt, im Oberarm oder Oberschenkel. In bestimmten Fällen kann auch direkt im schmerzenden Bereich oder in der Umgebung des betroffenen Organs injiziert werden.

Salben werden in kleinen Mengen verwendet und durch leichtes Einreiben aufgetragen. In gewissen Fällen stellt man einen Salbenverband her unter Verwendung eines Tuchstückes, der je nach hygienischem Zustand bis zu zwei Wochen verwendet werden kann.

INDIKATIONEN UND HEILMITTEL

Allergien

Allgemeines

Allergien haben in den letzten Jahrzehnten so zugenommen, daß heute fast jeder in irgendeiner Form mit dieser Erkrankung konfrontiert ist. Wie kam es dazu - was liegt überhaupt den allergischen Reaktionen zugrunde?

Sicher ist ein Hauptgrund für die enorme Verbreitung der allergischen Erkrankungen die Belastung unserer Umwelt mit Fremdstoffen; praktisch von Geburt an ist der menschliche Körper diesen Stoffen ausgesetzt. Nun erkrankt aber nicht jeder. Eine Allergie entwickelt sich bei einem dazu Veranlagten, einem Allergiker, in der Regel erst im Laufe der Zeit, wobei diese Zeitspanne sehr unterschiedlich ist. Zudem gibt es für jeden Patienten ein spezifisches Spektrum an Stoffen, auf welche er allergisch reagiert, und dieses Spektrum kann sich mit der Zeit ändern.

All dies weist darauf hin, daß für eine Allergie nicht der allergieerzeugende Stoff allein die Ursache, sondern daß die instabile Reaktionslage des Allergikers wesentlich mitverantwortlich ist. So sind z.B. beim Heuschnupfen nicht allein entscheidend die Menge und Art der Pollen in der Luft, es kommen Faktoren hinzu wie die gesundheitliche Gesamtsituation, die Ernährungsweise, die Jahreszeit usw. Beschränkt sich die Therapie auf die Ausschaltung der Allergene, was in der Praxis kaum durchführbar ist, so wird die instabile Reaktionslage des Allergikers nicht geheilt, nur geschont, wodurch sie allerdings ein gewisses Gleichgewicht bewahren kann. Die Erfahrung zeigt, daß sich jedoch das Spektrum der Allergene auf andere Stoffe verlagern bzw. ausdehnen kann, und so gibt es immer mehr Stoffe, mit welchen der kranke Organismus nicht konfrontiert werden darf.

Eine eigentliche Therapie muß daher so wirken, daß der

Organismus des Allergiepatienten direkt beeinflußt und gestärkt wird. Dies besorgen anthroposophische Heilmittel, wie beispielsweise *Gencydo*, indem sie bei Heuschnupfen nicht allein die Symptome lindern, sondern vor allem langfristig die Reaktionslage des Organismus verbessern.

Die Instabilität des Allergikers ist hauptsächlich bedingt durch ein Ungleichgewicht zwischen den Ätherkräften des oberen und jenen des unteren Organismus. (Wir sind auf solchermaßen verursachte Störungen bereits im allgemeinen Teil eingegangen.) Da das Verhältnis der Ätherkräfte ein dynamisches ist, sein muß, kann es auch durch zahlreiche Faktoren beeinflußt werden. Es können, wie schon gesagt, klimaabhängige Faktoren sein, so daß die Erkrankung z.B. immer im Frühjahr ausbricht. Die Pollen sind dann nur noch Indikatoren, welche den instabilen Organismus zu den krankhaften sekretiven Reaktionen veranlassen.

Es können aber auch ernährungsabhängige Faktoren sein, die eine gestörte Reaktionslage bedeutend verschlimmern können. Hier sind diätetische Maßnahmen wie z.B. eine drastische Einschränkung des Eiweißverzehrs, insbesondere von tierischem Eiweiß, sowie eine strikte Stuhlregulierung von wesentlicher Bedeutung für die Wiederherstellung des Gleichgewichtes.

Es soll noch kurz die Desensibilisierung angesprochen werden. Hierbei wird durch eine Serie von Einspritzungen dem Organismus hochverdünntes Antigen verabreicht, um auf diese Weise die Bildung von Antikörpern anzuregen. Da aber, wie bereits ausgeführt, nicht das Antigen entscheidend ist für eine Allergie, sondern die Reaktionslage des Organismus, ist der Erfolg dieser Methode begrenzt. Sie hat den Stellenwert einer Symptomlinderung, zu einer Heilung kann sie nicht führen. Unter Umständen verschiebt sich unter einer Desensibilisierung lediglich das Allergene-Spektrum.

Ekzeme - siehe unter Hauterkrankungen.

Heuschnupfen

Um Erfolg zu haben, muß eine Behandlung mit *Gencydo* möglichst vor der eigentlichen Heuschnupfenzeit beginnen, also vor der Zeit der Blüte! Neben der subcutanen Injektionstherapie (sie geschieht am besten im Bereich des Nackens) kann das Präparat auch inhaliert werden, eine Anwendung, die sich vor allem für Kinder empfiehlt. Über ein geeignetes Gerät kann jede Apotheke Auskunft geben.

Inhalationen mit *Gencydo 1%, Ampullen,* werden mit Vorteil 2mal täglich durchgeführt, wobei der Patient möglichst tief durch die Nase atmet - das Einatmen wird so oft wiederholt, als der Patient Jahre zählt.

Vorgehen: Der Inhalt einer Ampulle wird in den Verdampfer gegeben. Es sollte ein dichter Nebel entstehen; dies kann man kontrollieren, indem man bei seitlichem Licht den Apparat gegen eine dunkle Fläche hält. Der Rest der Ampulle kann für die nächste Inhalation im Apparat belassen werden. Diese einfache Therapie, die auf Dr. Werner Belart zurückgeht, zeitigt ausgezeichnete Resultate und ist häufig sogar einer Injektionsbehandlung überlegen.

Sollte die Wirkung von Gencydo 1% ungenügend sein, so verwendet man *Gencydo 3%, Ampullen.*

Empfehlenswert ist auch der *Weleda Nasal-Applikator,* denn er erlaubt auf einfache Weise die Verwendung der Ampullen als *Dosierspray.* Hierbei gelangt die Gencydo-Flüssigkeit nur in den Nasen-Rachenraum und bewirkt eine rasche Abschwellung der Schleimhäute. Neben der lokalen Wirkung kann häufig auch eine Besserung des Gesamtzustandes des Patienten beobachtet werden.

Nesselausschlag

Warme Bäder oder Waschungen unter Zusatz von *Kochsalz*. Zum Einnehmen: *Quarz D12, Pulver,* morgens und abends 1 Messerspitze voll, sowie *Apis D6, Dilution,* 3mal täglich 15 Tropfen.

Altersbeschwerden

Allgemeines

Älterwerden ist keine Krankheit, sondern ein normales Geschehen im Lebenslauf des Menschen. Biologisch-physiologisch gesehen ist der Vorgang des Älterwerdens unbestreitbar ein Abbauprozeß. Jedoch für das Wesentliche eines jeden Menschen, seine seelisch-geistige Individualität, beinhaltet er auch positive Aspekte, vor allem die Möglichkeit der Bewußtseinsentfaltung, welcher im Alter besondere Bedeutung zukommt. Denn obwohl es auf den ersten Blick paradox erscheinen mag, liegen einer wirklichen Bewußtseinsbildung immer körperliche Abbauprozesse zugrunde.

Abbauvorgänge ermöglichen darum geistige Wandlungen, weil sie die an das Körperliche gebundenen Kräfte loslösen, diese somit freiwerden und so zur Altersreife und Altersweisheit führen können. Hierdurch kann als Urelement des menschlichen Seins in der Seele die *Begeisterung* entstehen. Dabei werden die seelischen Kräfte unmittelbar aus dem Geistigen gewonnen und gebildet, und es sind diese Kräfte, die den älter gewordenen Menschen seelisch-geistig in lebendiger Frische und «alterslos» erhalten.

Es gibt jedoch eine Reihe von körperlich bedingten Krankheiten, deren Beschwerden dem älteren Menschen besonders häufig zu schaffen machen. Während Krankheiten, die für die Kindheit typisch sind, fiebrig verlaufen, herrschen bei den Alterserkrankungen und -beschwerden kalte, degenerative Verhärtungsprozesse vor. Hier sind es Ablagerungen, die zu den Krankheitserscheinungen führen. Wenn dabei Entzündungen auftreten, so sind sie eine Reaktion des Organismus und stellen einen Selbstheilungsversuch dar. Dieser Versuch, den mineralisierenden, kalten Krankheitsprozessen durch Entzündungen entgegenzuwirken, ist vom ursächlichen Krankheitsgeschehen klar zu unterscheiden, was z.B. bei der Rheumabehandlung von besonderer Bedeutung ist. Überhaupt muß bei der Behandlung von Alterskrankheiten die spezifische Reaktionslage des älteren Menschen berücksichtigt werden, was insbesondere durch natürliche Präparate ermöglicht wird, die nicht in erster Linie schmerzlindernd wirken, sondern die eigentlichen Heilungsprozesse ansprechen. Im folgenden kommen einige häufig auftretende Krankheiten und ihre Behandlungsmöglichkeiten mit natürlichen Heilmitteln zur Sprache.

Appetitlosigkeit

Weleda Amara-Tropfen - 3mal täglich 15 Tropfen vor den Mahlzeiten eingenommen - haben sich bei dieser Störung bestens bewährt, denn ihr Bittereffekt besitzt eine sehr appetitanregende Wirkung. Selbstverständlich ist gesunde Bewegung im Freien, z.B. geruhsames Wandern, eine wichtige Voraussetzung für einen guten Appetit.

Arteriosklerose

Diese Erkrankung ist ein Ausdruck dafür, daß sich beim Alterungsprozeß das Geistige nicht genügend vom Körperlichen zu lösen vermag. Es treten spezifische Krankheitserscheinungen auf: Vergeßlichkeit, Konzentrationsschwäche, bestimmte seelische Beschwerden (psychische Einengung) sowie die bekannten Skleroseerscheinungen im Kopfbereich (Ohrensausen, Schwindel).

Empfehlenswert ist das noch von Rudolf Steiner selbst angegebene Präpararat *Scleron*. Es besteht aus hochpotenziertem Blei und Honig in spezieller Zubereitung. Kurmäßig werden während 3 Monaten täglich 1-2 Tabletten eingenommen, dann wird eine Pause von 1 Monat eingehalten und anschließend in der gleichen Art mit der Einnahme fortgefahren.

Atrophie der Mundschleimhäute

Häufig werden im Alter die Schleimhäute dünn, trocken und überempfindlich. Dazu kommen oft kleinere Verletzungen, verursacht durch mechanische Reizungen von Prothesen. Eine regelmäßige Mundpflege ist hier besonders wichtig, denn die entzündeten Schleimhäute im Mundbereich können das Wohlbefinden des gesamten Organismus erheblich beeinträchtigen.

Entzündungshemmend und regenerierend auf die Schleimhäute wirkt *Weleda Zahnfleisch-Balsam*. Bei ausgeprägten Entzündungen

im Mund- und Rachenbereich sollte zusätzlich *Weleda Bolus-Gurgelpulver* verwendet werden. Damit macht man mehrmals täglich Spülungen mit Gurgeln, wozu man 1 gehäuften Teelöffel Pulver in ½ Glas lauwarmem Wasser gut verrührt. Man kann auch mehrmals täglich 1 Messerspitze Bolus-Gurgelpulver im Mund zergehen lassen.
Im übrigen gelten auch hier die unter Zahnpflege beschriebenen Maßnahmen.

Gicht - siehe unter Stoffwechsel-Erkrankungen.

Rheumatische Beschwerden

In bezug auf die zahlreichen und häufig auftretenden rheumatischen Beschwerden sind unbedingt einige grundsätzliche Maßnahmen zu beachten.
Erste Grundregel ist Warmhalten der Gelenke, diese sind vor Zug und Kälte zu schützen. Einreibungen mit einem guten Körperöl, z.B. *Weleda Massageöl mit Arnica,* fördern eine gute Durchwärmung; es empfiehlt sich, die gefährdeten Gelenke und die umgebende Muskulatur regelmäßig einzureiben, am besten morgens und abends.
Zweite Grundregel ist Unterstützung dieser «Pflege von außen» durch diätetische Maßnahmen, eventuell vollständige Umstellung der Ernährung. Auch sollte der Rheumatiker, sofern nicht andere Gründe dagegen sprechen, reichlich Flüssigkeit zu sich nehmen. Eine lebhafte Nierentätigkeit ist Voraussetzung für die Entschlackung des Organismus. Diese kann durch *Weleda Birken-Elixier* oder *Weleda Birkenherb (ohne Zucker)* unterstützt werden. Man kann diese Birken-Präparate in Tee oder Mineralwasser als erfrischende Getränke zu sich nehmen.

Schlaflosigkeit, Unruhe

Unter diesen weit verbreiteten Übeln leiden oft gerade ältere Menschen. Bei anhaltenden Störungen dieser Art ist selbstverständlich eine ärztliche Beratung bzw. Behandlung notwendig.

Ist die Ursache nicht organisch bedingt, so kann bei unruhigem, rasch klopfendem Herzen, das nicht einschlafen läßt, oft schon eine Herzkompresse Abhilfe schaffen. Dazu wird ¼ Liter körperwarmes Wasser mit 1 Teelöffel *Weleda Arnica-Essenz* gemischt. Bei einer eventuellen Arnika-Überempfindlichkeit kann *Oleum aethereum Lavandulae 10% (Lavendelöl)* verwendet werden. Ein Seiden- oder Baumwolltuch (ca. 20 x 20 cm) wird damit angefeuchtet, auf die linke Brusthälfte gelegt und mit einem Frottiertuch locker bedeckt. Bei Bedarf kann die Kompresse nach ½ Stunde erneuert werden, doch sollte keine zu starke Abkühlung bewirkt werden.

Ein schlafförderndes pflanzliches Beruhigungsmittel ist *Avena sativa comp.*, von welchem 1- bis 2mal im Laufe des Abends 10 - 20 Tropfen in warmem Wasser genommen werden. Vielen Menschen hilft auch bereits ein Vollbad vor dem Schlafengehen unter Zusatz von *Weleda Lavendel-Bademilch,* denn Lavendelblüten besitzen eine außerordentlich entspannende Wirkung.

Verstopfung - siehe unter Verdauungssystem.

Zungenbrennen

Diese unangenehme Erscheinung, deren Ursache nicht vollkommen geklärt ist, tritt im Alter vermehrt auf. Sie kann die Folge sein von Ernährungsfehlern wie auch bedingt durch eine altersbedingte Atrophie der Mundschleimhäute (siehe dort).

Als hilfreich hat sich hierbei die regelmäßige Anwendung von *Weleda Zahnfleisch-Balsam* erwiesen. Der Balsam wird 2mal täglich (morgens nach dem Frühstück und abends beim Schlafengehen) in genügender Menge auf die Seiten der Zunge gegeben und leicht einmassiert. Nicht nachspülen.

Atemwege, Erkrankungen der

Asthma

Von einer rein seelisch bedingten Erkrankung bis zum sogenannten allergischen Asthma reicht das Spektrum dieser Krankheit. Asthma kann z.b. die Folge eines «nach innen zurückgeschlagenen» Ekzems sein. Da es sich bei Asthma um eine schwere Erkrankung handelt, sollte in jedem Fall ärztlicher Rat, möglichst eines erfahrenen anthroposophischen Arztes, in Anspruch genommen werden. Die hier gegebenen Ratschläge können nur sekundären Charakter haben. Sie sollen eine «Umstimmung» des Organismus fördern, so daß die eigentliche Behandlung besser eingreifen kann. Eine bewährte, von Rudolf Steiner angegebene Umstimmungs- bzw. Einstimmungs-Behandlung umfaßt folgende Medikamente:

Quercus D1, Dilution, bzw. *Salvia officinalis, Dilution,* bzw. *Juglans regia, Dilution;* von einem dieser Präparate nimmt man über längere Zeit morgens 10-20 Tropfen. Abends nimmt man 10-20 Tropfen von *Veronica officinalis, Dilution.*

Die gerbstoffhaltigen Präparate, die morgens eingenommen werden, regen den Astralleib dazu an, sich während des Tages in beweglicher Weise mit der Körperlichkeit zu verbinden. Dagegen werden die Präparate, die Bitterstoffe enthalten, abends eingenommen, wodurch der Ätherleib zu einer verstärkten aufbauenden Tätigkeit während der Nacht angeregt wird.

Auf warme Füße ist zu achten, denn allergieanfällige Patienten wie auch Asthmatiker neigen häufig zu kalten Füßen. Zu empfehlen sind regelmäßige warme bis heiße Fußbäder unter Zusatz von zwei gehäuften Eßlöffeln *Senfmehl,* am besten abends. Ein Fußbad kann bei einem Asthmaanfall krampflösend wirken.

Von guter Wirkung auf die konstitutionelle Veranlagung sind auch regelmäßige Einreibungen der Waden mit *Belladonna 1%, Salbe.*

Blutspucken

In der Regel mit Husten verbunden. Den Arzt rufen; inzwischen eine halbsitzende Lage einnehmen lassen.

Bronchitis - siehe auch unter Erkältungskrankheiten.

Die natürliche Ausscheidung bei übermäßiger Schleimbildung der Bronchialschleimhäute äußert sich meist als Husten; Bakterien sind nicht dessen Ursache, sondern treten erst als Folgeerscheinung auf. Starke Raucher leiden meistens an einer chronischen Bronchitis, und solange das Rauchen nicht aufgegeben bzw. stark reduziert wird, kann keine Behandlung die Erkrankung ursächlich angehen.

Diätetische Maßnahmen: Jede Überbelastung bei der Ernährung ist zu vermeiden, vor allem Vorsicht bei fetten Speisen. Ferner sind alle Nahrungsmittel, die den Organismus «verkleben» können (Teigwaren, Kartoffeln usw.) sowie Fleisch und Wurstwaren drastisch zu reduzieren. Die normalen Ausscheidungen (Schweiß, Stuhl, Urin) sollten durch diätetische Maßnahmen unterstützt werden.

Äußerliche Behandlung: Brustwickel unter Beigabe von *Senf* oder Auflegen eines *Senfpflasters*. Von sehr guter Wirkung sind auch Inhalationen von *Resina Laricis / Oleum aethereum Terebinthinae, Inhalationsflüssigkeit*; man gibt 5-7 Tropfen in ¼ Liter heißes Wasser Bei Verwendung eines Gerätes zum Verdampfen ist dessen Gebrauchsanweisung genau zu beachten. Bei starker Bronchitis können die Inhalationen bis täglich 5mal durchgeführt werden.

Zum Einnehmen: *Pyrit D3, Pulver,* 3mal täglich 1 Messerspitze voll, und im Wechsel *Zinnober D20, Pulver,* 3mal täglich 1 Messerspitze voll. Die beiden Präparate sind auch als Mischung erhältlich, die gesonderte Einnahme ist jedoch vorzuziehen.

Bei erhöhter Temperatur (nach Absprache mit dem Arzt): *Aconitum Napellus 0,05% / Bryonia D3, Dilution,* 15-20 Tropfen, und *Phosphorus D5 / Tartarus stibiatus D3, Dilution,* 15-20 Tropfen. Die beiden Präparate werden im Abstand von 2 Stunden im Wechsel eingenommen (also jedes Präparat alle 4 Stunden).

Husten - siehe unter Erkältungskrankheiten.

Augenerkrankungen

Allgemeines

Jeden Morgen dürfen wir beim Erwachen erleben, wie die durch die Arbeit des Vortages ermüdeten Augen uns erfrischt und erholt für einen neuen Tag zur Verfügung stehen. Dankbar dürfen wir feststellen, daß wir uns wiederum durch das Tor dieses Sinnesorganes intensiv mit der sichtbaren Welt verbinden können.

Wir sprechen im allgemeinen vom *Sehsinn*, aber wir müssen uns bewußt werden, daß dieser nicht identisch ist allein mit den Augen - diese sind zwar ein wichtiges Instrument dieses Sinnes, aber nicht sein einziges.

Die eine Funktion des Auges beim Sehen kann mit einem optischen Apparat verglichen werden, denn in gewisser Weise gehört das Auge der Außenwelt an. Ein Lichtstrahl fällt hinein und wirkt hier ebenso physikalisch wie der Lichstrahl in einem Photoapparat. Dieses Verständnis des Auges umfaßt jedoch nur einen Teil seiner Funktionen. Es wirken nicht nur die Strahlen von außen in das Auge hinein, es vollzieht sich auch vom Auge aus eine übersinnliche Ausstrahlung zur Außenwelt zurück. Aus den Augen heraus strahlt der Ätherleib des Menschen über das Wahrgenommene hin und durchzieht dieses. Dadurch nimmt der Ätherleib Teil an der Außenwelt. Es kommt hinzu, daß das menschliche Sehen mit Intentionen verbunden ist, d.h. immer nur das sieht, was wirklich interessiert und von dem geglaubt wird, daß es von Bedeutung sei. Damit wird das Sehen auch von seelisch-geistigen Qualitäten von innen nach außen durchzogen. Jeder Mensch macht daher seine eigenen Wahrnehmungen.

Das Sehen ist also nicht nur ein passives Geschehen, sondern ebensosehr ein aktiver Prozeß, den es zu lenken und zu pflegen gilt. Nur wer mit Interesse die Umwelt betrachtet, kann diese auch wirklich wahrnehmen. Den Sehsinn pflegen heißt zunächst, den Sehprozeß bewußter zu erleben. Dann wird sich wie von selbst ein besseres Sehen entwickeln, das nicht direkt abhängig ist von der optischen Wahrnehmungsfähigkeit. Dies selbstverständlich unter der Voraussetzung, daß keine krankhaften Veränderungen vorliegen.

Die anthroposophischen Augenpräparate wirken immer auf den gesamten Sehsinn und müssen daher unter Berücksichtigung des ganzen Menschen ausgewählt werden. Daher können hier nur allgemeine Empfehlungen gegeben werden, die sich bei den nachstehend aufgeführten klinischen Krankheitsbildern bewährt haben. Die wichtigen Aspekte von Konstitution, Temperament, Charakter usw., die auch für den Bereich der Augenheilkunde bedeutsam sind, können in diesem Ratgeber nicht näher zur Sprache kommen, als dies im allgemeinen Teil dieses Buches bereits geschehen ist.

Akkomodationsschwäche

Die Akkomodation ist die Fähigkeit der Linse, sich jeweils so zu verändern, daß ihre Brechkraft zu einem scharfen Bild auf der Netzhaut führt. Die Akkomodationsbreite des Auges nimmt mit zunehmendem Alter ab; diese Schwäche kann jedoch meist durch eine Brille korrigiert werden.

Sollte die Akkomodationsschwäche mit Bindegewebsschwäche, Überanstrengung der Augen (z.B. wegen Arbeiten unter extremen Lichtverhältnissen), nervlichen Belastungen usw. verbunden sein, dann haben sich nachstehende Augentropfen als hilfreich erwiesen:
- *Chelidonium D4, Augentropfen* (allgemeine Sehschwäche mit charakteristischen Schmerzen im Auge beim Aufwärtssehen oder beim Bewegen des Auges);
- *Mel D3, Augentropfen* (rasche Ermüdung beim Lesen mit trokkenen Schleimhäuten, vor allem beim älteren Menschen);
- *Ruta graveolens D3, Augentropfen* (besonders nach Überanstrengung der Augen durch feine Arbeit).

Von den Augentropfen werden jeweils morgens und abends 1-2 Tropfen in den Augenbindehautsack gegeben, dies über längere Zeit.

Bindehautentzündung, allergische

Citrus-Cydonia, Augentropfen, mehrmals täglich 1 Tropfen in die Augen geben.

Bindehautentzündung

Man vergewissere sich, daß kein Fremdkörper unter das Augenlid oder auf die Augenhornhaut geraten ist.
Euphrasia 30%, Dilution, für warme Augenkompressen (10 Tropfen auf ¼ Liter Wasser). Außerdem *Weleda Euphrasia-Augentropfen,* mehrmals täglich 1 Tropfen in die Augen geben.

Fremdkörper im Auge

Fremdkörper können oft schon unter Zuhilfenahme eines sauberen Taschentuches entfernt werden. Falls sie sich unter dem oberen Augenlid befinden, zieht man das Lid an den Wimpern vom Auge weg und stülpt es um. Dazu benützt man ein mit Gaze umwickeltes Zündhölzchen, der Patient blickt dabei nach unten. Gutes Licht ist erforderlich sowie eventuell eine Lupe.

Ein Fremdkörper auf der Augenhornhaut kann unter Umständen, wenn er nicht zu tief eingedrungen ist, entfernt werden mit Hilfe einer Vogel- oder Hühnerfeder. Diese muß absolut sauber sein (in Alkohol tauchen und trocknen lassen).

Auch ein Augenbad kann zum Entfernen von Fremdkörpern nützlich sein. Man verwendet dazu lauwarmes, leicht gesalzenes Wasser (ungefähr 7 g Salz pro Liter, d.h. 1 gestrichener Kaffeelöffel grobes Salz auf ½ Liter Wasser). Diese Lösung schmerzt nicht, sie wirkt isotonisch und fördert daher die Sekretion in den Tränendrüsen.

Nach dem Entfernen des Fremdkörpers legt man eine warme Kompresse auf das Auge: *Euphrasia 30%, Dilution,* 10 Tropfen auf ¼ Liter Wasser geben, oder verwendet Augentropfen, z.B. *Weleda Euphrasia-Augentropfen* (1 Tropfen).

Gerstenkorn

«Augenbäder» mit *Calendula D4, Augentropfen,* das heißt, das betroffene Auge wird gründlich mit den Augentropfen benetzt. Außerdem macht man 2mal täglich Einreibungen des Augenlides mit *Mercurius vivus naturalis D15, Salbe.*

Zum Einnehmen: *Staphisagria D3, Dilution;* man nimmt 3mal täglich 5-10 Tropfen in etwas Wasser.

Grauer Star (Katarakt)

Durch den Augenarzt zu diagnostizieren. Diese altersbedingte Erkrankung kann medikamentös nicht geheilt werden, jedoch kann u.U. der krankhafte Prozeß im Anfangsstadium verzögert und dadurch die Sehleistung verbessert werden. Daher empfiehlt sich prophylaktisch die regelmäßige Anwendung folgender Augentropfen: *Cineraria maritima D3, Augentropfen,* oder *Belladonna D6, Augentropfen;* 2mal täglich 1 Tropfen in beide Augen geben.

Trockenheitsgefühl im Auge

Über längere Zeit regelmäßig *Weleda Euphrasia-Augentropfen* verwenden; täglich 2mal, bei Bedarf auch öfters, 1-2 Tropfen in beide Augen geben.

Bewegungsorgane, Erkrankungen der

Arme, nächtliche Schmerzen

Diese sind häufig Anzeichen einer beginnenden Arthrose in Hals oder Nacken. Eine Abklärung durch den Arzt ist erforderlich.

Arthritis

Ursache dieser rheumatischen Gelenkentzündung sind Störungen der Aufbauprozesse im Stoffwechsel. Es kommt so schließlich zu Degenerationserscheinungen in bestimmten Gelenken. Ist die auf Gesundung drängende Gegenwehr der Lebenskräfte stark, so führt dies reaktiv zur *Arthritis* als entzündlicher Prozeß. Behält jedoch die degenerative Seite die Oberhand, erscheint die *Arthrose* (siehe dort).

Wichtig ist viel trinken; besonders geeignet sind *Schachtelhalmtee* oder *Schafgarbentee*, welche auch das natürliche Durstgefühl in gesunder Weise anregen.

Medikation: *Aconitum Napellus D4 / Arnica D2 / Bryonia D3, Dilution*, sowie *Colchicum D4 / Sabina D4, Dilution*; jeweils 7 Tropfen. Die beiden Präparate werden abwechselnd genommen, je nach Schwere des Falles jede Stunde oder alle 2 Stunden (jedes Medikament somit alle 2 bzw. alle 4 Stunden). Zur Aktivierung des Stoffwechsels dient *Weleda Birken-Elixier* bzw. *Weleda Birkenherb*.

Arthrose

Bewegungseinschränkungen sind meist die Folge einer Arthrose, was insbesondere für ältere Menschen zutrifft. Arthrosen sind chronisch-degenerative Gelenkerkrankungen (im Gegensatz zu den akut-entzündlichen der Arthritis). Meist sind die Knie-, Finger- und Schultergelenke befallen sowie die Wirbelsäule.

Wichtigstes Heilmittel ist Wärme. Die einfachste, in Selbsthilfe durchführbare Form der Wärmeanwendung sind heiße Bäder mit Zusatz von *Gramen, Flos 20%, äußerliche Flüssigkeit (Heublumenextrakt)*; man nimmt 1 Eßlöffel voll für ein Vollbad. Auch Schwefelbäder mit Zusatz von *Kalium sulfuratum 30%, äußerliche Flüssigkeit,* sind hilfreich; 2 Eßlöffel voll für ein Vollbad.

Zum Einreiben der betroffenen Gelenke: *Arnica comp. / Formica, Salbe,* oder *Weleda Rheumasalbe.*

Eine ärztlich verordnete Therapie kann unterstützt werden durch die regelmäßige Einnahme (über längere Zeit) von *Rheumadoron,* 3mal täglich 10 Tropfen vor den Mahlzeiten.

Gelenkrheumatismus, akuter

Entzündlicher Rheumatismus mit der Tendenz, von einem Gelenk zum anderen überzuspringen; tritt meist bei jungen Menschen auf.

Man setzt den Kranken auf eine flüssigkeitsreiche Diät (einige Früchte sind erlaubt) und verabreicht *Holunderblüten- oder Lindenblütentee,* um ihn zum Schwitzen zu bringen.

Die schmerzenden Gelenke werden mit einem mit *Weleda Arnica-Essenz* schwach angefeuchteten Flanelltuch umhüllt (die Essenz mit lauwarmem Wasser verdünnen im Verhältnis 1:10).

Zum Einnehmen: *Weleda Birken-Elixier,* 3 Kaffeelöffel täglich; zudem: *Aconitum Napellus D4 / Arnica D2 / Bryonia D3, Dilution,* sowie *Colchicum D4 / Sabina D4, Dilution,* jeweils 7 Tropfen. Die beiden Präparate werden abwechselnd gegeben, je nach Schwere des Falles jede Stunde oder alle 2 Stunden (jedes Medikament wird somit alle 2 bzw. alle 4 Stunden eingenommen.)

Zur Unterstützung des Herzens: *Cardiodoron;* man gibt 3mal täglich 5-10 Tropfen, je nach Alter.

Gicht - siehe unter Stoffwechsel-Erkrankungen.

Hexenschuß (Lumbago), Ischias, steifer Hals

Warmhalten. Für Einreibungen (2mal täglich): *Arnica comp. / Apis, Salbe,* oder *Arnica comp./ Formica, Salbe,* und *Weleda Massageöl mit Arnica.* Ebenfalls von guter Wirkung sind heiße Umschläge mit *Weleda Arnica-Essenz* (verdünnt im Verhältnis 1:10).

Zum Einnehmen: *Rhus Toxicodendron D30, Dilution,* 1mal täglich 10 Tropfen in etwas Wasser.

Ferner empfehlen sich - nach Absprache mit dem Arzt - subcutane Injektionen mit *Apis D3 cum Levistico, Ampullen;* täglich 1 Injektion im schmerzhaften Bereich.

Eine sachgemäße Wirbelsäulenbehandlung durch einen Spezialisten verschafft häufig sofortige Linderung der Beschwerden.

Muskelkrämpfe, Muskelschmerzen

Man macht Einreibungen mit *Cuprum 0,4%, Salbe* (1mal täglich). (Achtung: Kaffeemißbrauch leistet den Krämpfen Vorschub.)
Bei unspezifischen Muskelschmerzen: Einreibungen mit *Arnica comp. / Formica, Salbe.* Falls keine Besserung eintritt, muß der Arzt konsultiert werden.

Muskelriß

Kompressen: ein Flanell- oder Wolltuch wird in kühles Wasser getaucht, dem *Weleda Arnica-Essenz* beigegeben ist (1 Kaffeelöffel Essenz auf 1 Glas Wasser). Das Glied einbinden und ruhig stellen.

Rheuma

Tritt in unterschiedlichen Formen (Arthritis, Arthrose, akuter Gelenkrheumatismus) auf, wie oben beschrieben. Die erbliche Veranlagung spielt eine gewisse Rolle. Eine Therapie muß daher individuell aufgebaut sein, was ärztlichen Rat erfordert. Jedoch können die erwähnten Maßnahmen eine wertvolle Unterstützung bieten.

Der Ernährung kommt eine große Bedeutung zu (keinen Alkohol, Kaffee, Schwarztee, keine Schokolade!). Soweit als möglich auf vegetarische Ernährung umstellen, am besten nach vorheriger *Apfelkur.* Weitere diätetische Hilfen: *Weleda Birken-Elixier,* für Diabetiker *Weleda Birkenherb (ohne Zucker)* oder *ungezuckerter Tee aus Birkenblättern.*

Zum Einnehmen: *Absinthium D1 / Resina Laricis D3 aa, Dilution,* 10 Tropfen vor den drei Hauptmahlzeiten.

Tägliches Einreiben der schmerzenden Stellen mit *Weleda Massageöl mit Arnica* bringt Linderung.

Erkältungskrankheiten, Grippe

Bronchitis

Natürliche notwendige Ausscheidungen im Bereich der Atemwege erfolgen meist auf dem Weg über eine Bronchitis; Bakterien treten erst als Folgeerscheinung auf. Diätetische Maßnahmen: Man vermeide jede Überbelastung bei der Ernährung, vor allem mit fetten Speisen. Außerdem reduziere man den Genuß von allem, was den Organismus «verkleben» kann (Teigwaren, Kartoffeln, Stärkemehle) sowie von Fleisch und Wurstwaren. Die normalen Ausscheidungen (Stuhlgang, Urin, Schweißabsonderung) sollten möglichst unterstützt werden. Eine 7tägige *Apfelkur* ist sehr zu empfehlen (siehe unter Verdauungssystem, Apfelkur).

Zum Einnehmen: *Pyrit D3, Pulver,* 3mal täglich 1 Messerspitze voll, und anderntags, also im Wechsel: *Zinnober D20, Tabletten,* 3mal täglich 1 Tablette. Die beiden Präparate sind auch als Mischung erhältlich, die gesonderte Einnahme ist jedoch vorzuziehen.

Äußerliche Behandlung: Brustwickel unter Beigabe von *Senf* oder Auflegen eines *Senfpflasters*. Von sehr guter Wirkung sind Inhalationen von *Resina Laricis / Oleum aethereum Terebinthinae, Inhalationsflüssigkeit*; man gibt 5-7 Tropfen in ¼ Liter heißes Wasser. Bei Verwendung eines Gerätes zum Verdampfen ist dessen Gebrauchsanweisung genau zu beachten. Bei starker Bronchitis können die Inhalationen bis täglich 5mal durchgeführt werden.

Bei erhöhter Temperatur (nach Absprache mit dem Arzt): *Aconitum Napellus 0,05% / Bryonia D3, Dilution,* 10 Tropfen, und *Phosphorus D5 / Tartarus stibiatus D3, Dilution,* 10 Tropfen. Die beiden Präparate werden im Abstand von 2 Stunden im Wechsel eingenommen (also jedes Präparat alle 4 Stunden).

Eventuell zusätzlich: subcutane Injektionen mit *Ferrum phosphoricum D8, Ampullen*.

Bei einer bronchialen Blockierung durch starke Schleimbildung: *Stibium arsenicosum D4, Pulver,* 3mal täglich 1 Messerspitze voll.

Brustfellentzündung

Durch den Laien nicht zu diagnostizieren. Eventuell zusätzlich zu den ärztlichen Maßnahmen: Für Erwachsene *Infludo*, 5-8 Tropfen, bzw. für Kinder *Infludoron*, 5-10 Kügelchen je nach Alter. Zum Einnehmen außerdem: *Ferrum rosatum D3 / Graphit D15, Dilution*, 3mal täglich 10 Tropfen.
Bei einer nassen Brustfellentzündung wirkt eine tägliche Brusteinreibung mit *Bryonia 5% / Stannum 0,4% aa, Salbe*, lindernd. Nach Absprache mit dem Arzt kann man den Patienten auch zum Schwitzen bringen, indem man ihn heißen Tee aus Holunder- oder Lindenblüten trinken läßt.
Für die Hustenbehandlung siehe unter Husten.

Fieber

Fieber ist keine Krankheit, sondern vielmehr ein durch den Organismus selbst ausgelöster Heilungsprozeß und muß als solcher respektiert werden. Das Verständnis des Fiebers kann wesentlich zum Verständnis naturgemäßer Behandlungsmethoden beitragen. Es soll hier daher auf das Fieber näher eingegangen werden.
Dr. Stellmann berichtet in seinem Buch «Kinderkrankheiten natürlich behandeln» folgende Krankengeschichte, die die Heilkraft des Fiebers bestätigt: «Eine sehr besorgte Mutter kommt mit ihrem fünfjährigen Sohn, der seit dem Vorabend hoch fiebert, zum erstenmal in meine Praxis. Sie will, daß dem Kind 'nicht mehr so viel Penicillin' verschrieben wird und bittet mich um die Übernahme der Behandlung. Sie berichtet, daß der Junge schon seit mehreren Tagen unleidlich gewesen ist und viel geschlafen hat; nichts mehr war ihm recht - so viel Unfreundlichkeit ist sie bei ihm nicht gewöhnt. Am vergangenen Nachmittag klagte er über Bauchweh, hatte jedoch weder Durchfall noch Erbrechen. Am Abend plötzliches Auftreten von hohem Fieber. Er legte sich ohne Aufforderung ins Bett; als die Mutter die Temperatur messen wollte, bat er, in Ruhe gelassen zu werden. Am späten Abend schwitzte er stark; als sie ihn abtrocknen wollte, wehrte er auch dies ab. In der Nacht war er sehr unruhig, er muß wohl viel geträumt haben, doch richtig aufgewacht ist er nie.
Die Untersuchung ergab außer einem etwas geröteten Rachen keinen Anhalt für eine Krankheit. Mit 39,5° C hatte der Junge jedoch

hohes Fieber. Die Mutter ergänzte noch, so hoch und so plötzlich wie am Vorabend habe ihr Sohn noch nie gefiebert. So plötzlich aber, wie es der Mutter schien, trat die Erkrankung nicht auf - das Kind hatte sich schon einige Zeit vorher sichtlich nicht wohl gefühlt, nur der Fieberschub kam plötzlich und unerwartet. Dieses so plötzlich auftretende hohe Fieber, zusammen mit dem wirren Schlaf, dem Schwitzen, der Berührungsempfindlichkeit und der Tatsache, daß keine klinischen Krankheitszeichen zu finden waren, erforderte die Behandlung mit dem homöopathischen Medikament Belladonna. Das Fieber hielt noch den ganzen Tag über an, in der Nacht nochmals starkes Schwitzen, am nächsten Tag war das Fieber auf 37,5° C gesunken. Eine Woche später verordnete ich eine hohe Potenz von Schwefel, um die Auswirkungen der vielen Fieberzäpfchen und Antibiotika, die der Junge in der letzten Zeit bekommen hatte, auszugleichen. Erst im folgenden Frühjahr, ein dreiviertel Jahr später, kam das Kind mit einem leichten Husten wieder; die Mutter erzählte, daß - im Gegensatz zu früher - im Winter keine Infekte aufgetreten, die unerklärliche Gereiztheit nach der Krankheit wie verflogen gewesen seien und der Junge in seiner Gesamtentwicklung einen Sprung nach vorne gemacht habe.»

Die Tatsache, daß das Kind nach der durchgemachten Fiebererkrankung gesünder war als zuvor, zeigt, wie wichtig es war, dem Organismus die Chance zu geben, aus eigener Kraft durch «Umschmelzungsprozesse» zu einem neuen Gleichgewicht zu finden. Wäre diese Selbstregulation erneut unterdrückt worden, so hätte sich der Organismus des Kindes nach kurzer Zeit zu einem abermaligen Fieberschub aufraffen müssen, dies aber bei einem in der Zwischenzeit schlechter gewordenen Allgemeinzustand.

Fieber bringt somit das gestörte innere Gleichgewicht im Menschen wieder ins Lot, indem es im Organismus Abwehrkräfte mobilisiert, ihn entgiftet und sozusagen umschmilzt. Die Appetitlosigkeit bei Fieber ist eine sinnvolle Schutzmaßnahme des Organismus. Man vermeide daher alle eiweißreiche Kost, esse grundsätzlich so wenig wie möglich, sorge aber für reichliches Trinken, das bei Fieber nötig ist.

Eine kritiklose Fiebersenkung, wie sie durch die routinemäßige Verabfolgung von Fieberzäpfchen, besonders bei Kindern, oft angewandt wird, schlägt dem Organismus die wichtigste Abwehrwaffe gegen Bakterien und Viren aus der Hand. Solche Maßnahmen führen zwar zu einem raschen Abklingen der akuten Krankheitserscheinungen, doch häufig zu einer schlechten Erholung, zum Übergang in chronische Krankheiten oder zur Verdrängung. Hierunter versteht man das Auftreten einer neuen Krankheit, weil die ursprüngliche unterdrückt wurde und nicht ausgeheilt werden konnte.

Eine einfache Maßnahme bei Fieber, die aber von guter Wirkung ist, sind *Wadenwickel.* Sie sind angezeigt bei einer Temperatur von über 39° C, verbunden mit Unruhe. Man verwendet ein großes Tuch aus Leinen oder Baumwolle, das man in kaltes Wasser taucht, gut auswringt und um die Unterschenkel wickelt. Mit einem trockenen Tuch und zusätzlich einem Wolltuch bedecken. Nach etwa ½ Stunde kann der Wickel abgenommen werden, in der Regel ist das Fieber bereits beträchtlich gesunken. Wenn nötig kann der Wickel nach 1 Stunde wiederholt werden. Von Vorteil ist, wenn man vor Beginn dieser Behandlung 5-10 Tropfen *Cardiodoron* gibt.

Bei allen Fiebererkrankungen - von Beginn der Krankheit an - nehmen Erwachsene *Infludo,* 5-8 Tropfen alle 2 Stunden, und Kinder *Infludoron,* je nach Alter 5-10 Kügelchen alle 2 Stunden. Die Pausen zwischen den Einnahmen werden verlängert, sobald das Fieber zurückgeht.

Allzu hohes und/oder lang anhaltendes Fieber kann gefährlich werden und bedarf daher unbedingt ärztlicher Behandlung. Werden durch Fieber Unruhe und Verwirrtsein ausgelöst, sind ebenfalls sofortige ärztliche Maßnahmen erforderlich. Allfälligen schädlichen Auswirkungen eines Fieberzustandes kann man begegnen durch subcutane Injektionen mit *Argentum D20 oder D30, Ampullen;* je nach Bedarf macht man 1-2 Injektionen täglich.

Bei Kindern kann eine Temperatur um 40° Konvulsionen hervorrufen, diese sind jedoch in der Regel nicht gefährlich. Man macht Einreibungen der Waden mit *Belladonna 1%, Salbe,* oder mit *Cuprum 0,1%, Salbe.* Hilfreich sind auch mild wirkende Zäpfchen ohne Antibiotika, z.B. *Chamomilla comp., Suppositorien.*

Es kann vorkommen, daß kleine Kinder unter einem Jahr unter Überhitzung leiden, ohne direkt krank zu sein. Die Ursachen sind meistens zu warme Decken, zu große Nähe eines Heizkörpers oder generell überheizte Räume (Decken- oder Bodenheizung). Man bringt das Kind unverzüglich in einen normal temperierten Raum.

Grippe

Vorbeugend, besonders während der kalten Jahreszeit, nimmt man täglich 1-2 Kaffeelöffel *Hippophan Weleda Sanddorn-Tonicum* oder *Weleda Sanddorn-Ursaft (ohne Zuckerzusatz)*.
Bei Ausbruch einer Grippe: alle 2 Stunden für Erwachsene *Infludo*, 5-8 Tropfen, für Kinder *Infludoron*, 5-10 Kügelchen.

Halsschmerzen, Heiserkeit - siehe unter Hals-, Nasen-, Ohren-Erkrankungen, Kehlkopfentzündung sowie Mandelentzündung.

Husten

Bei Reizhusten: *Weleda Hustentropfen Doron;* Erwachsene nehmen 3mal täglich 15 Tropfen, Kinder 3mal täglich 5-10 Tropfen, je nach Alter. Die Behandlung wird fortgesetzt, bis der Husten sich löst und abgeklungen ist.
Ebenfalls von guter Wirkung, von Kindern wegen des angenehmen Geschmacks gerne genommen, ist *Weleda Hustenelixier;* davon gibt man 3-4 Kaffeelöffel täglich. Ein Hustentee, z.B. *Weleda Hustentee Sytra,* ist oft wirksamer als ein Hustensirup; mit Honig gesüßt, wird er auch von Kindern gerne getrunken.
Bei nervösem Husten gibt man außer einem Hustenpräparat *Weleda Beruhigungs- und Schlaftee Malvon.*
Bei krampfartigen Hustenanfällen: *Cuprum aceticum D3, Dilution,* 3mal täglich 10 Tropfen.
Siehe auch unter Kinderkrankheiten, Keuchhusten.

Lungenentzündung

Das Fieber steigt schlagartig auf 40° C - sofort den Arzt rufen!
Zur Unterstützung des Herzens kann man *Cardiodoron* einnehmen lassen, 3mal täglich 10 Tropfen.

Nebenhöhlenentzündung (Sinusitis) - siehe unter Hals-, Nasen-, Ohren-Erkrankungen.

Ohrenschmerzen - siehe unter Hals-, Nasen-, Ohren-Erkrankungen.

Schnupfen

Schnupfen (und Erkältungen im allgemeinen) treten häufig nach einer Zeit zu üppiger Ernährung auf; einfach und genügsam lebende Menschen sind solchen Erkrankungen weniger unterworfen.

Vorbeugend nimmt man täglich *Hippophan Weleda Sanddorn-Tonicum* oder *Weleda Sanddorn-Ursaft (ohne Zuckerzusatz).*

Falls ein Schnupfen ausbricht, macht man warme Kompressen auf die Nase mit *Berberis / Prunus, äußerliche Flüssigkeit* (1 Kaffeelöffel auf 1 Glas warmes Wasser).

Lokal verwendet man *Weleda Schnupfencrème.* Bei kleinen Kindern nicht direkt in die Nase bringen, sondern nur die Nasenflügel außen leicht einreiben.

Zum Einnehmen: *Ferrum phosphoricum D6, Tabletten,* 3mal täglich 1 Tablette, oder *Infludo* bzw. *Infludoron.*

Häufig sich wiederholender Schnupfen bei Kindern weist auf vergrößerte Halsmandeln oder zu große Rachenmandeln hin. Es empfiehlt sich nachstehende Behandlung:

1. *Archangelica D3, Dilution,* 2- bis 3mal täglich 5 Tropfen.
2. *Weleda Bolus-Gurgelpulver* zum Bepudern der Mandeln, 2- bis 3mal täglich nach den Mahlzeiten. Man benützt dazu einen kleinen Zerstäuber; während der Behandlung läßt man den Patienten A-A-A sagen.
3. *Barium citricum D6, Pulver,* 1 Messerspitze voll beim Schlafengehen, jeden zweiten Tag, im Wechsel mit:
4. *Kalium phosphoricum D6, Pulver,* 1 Messerspitze voll beim Schlafengehen, jeden zweiten Tag.
5. *Berberis 10%, Salbe;* ein Quantum von Erbsengröße beim Schlafengehen in die Blasengegend einreiben.

Diese Behandlung wird während eines Jahres fortgesetzt; in der Regel läßt sich dadurch eine Operation vermeiden.

Erschöpfung, Rekonvaleszenz

Erschöpfung

Es ist zu unterscheiden zwischen einer Erschöpfung, die auf eine außerordentliche physische Anstrengung bzw. auf eine andauernde nervöse Überbeanspruchung zurückzuführen ist und einer solchen ohne ersichtliche Ursache. Sollte das erstere der Fall sein, nimmt man ein warmes Bad mit einem Zusatz von *Weleda Lavendel-Bademilch* oder *Weleda Edeltannen-Bademilch* (kein Rosmarin am Abend). Wirkungsvoll sind ferner energische Einreibungen des ganzen Körpers mit *Weleda Massageöl mit Arnica* (2- bis 3mal wöchentlich morgens, nach dem Bad oder der Dusche).
Chronische Erschöpfungszustände ohne ersichtliche Ursache erfordern eine Abklärung durch den Arzt.

Rekonvaleszenz

Ferrum sidereum D10 / Pankreas D6 aa, Pulver; 1 Messerspitze voll vor den drei Hauptmahlzeiten, dies über längere Zeit.
Empfehlenswert sind auch folgende diätetische Präparate: *Hippophan Weleda Sanddorn-Tonicum* oder *Weleda Sanddorn-Ursaft (ohne Zuckerzusatz)*, 3 Kaffeelöffel pro Tag, sowie *Weleda Schlehen-Elixier* oder *Weleda Schlehen-Ursaft (ohne Zuckerzusatz)*, 3 Kaffeelöffel pro Tag.

Frauenkrankheiten

Generell ist zu beachten: Viele Störungen im gynäkologischen Bereich sind als Spätfolgen auf chronisch kalte Füße zurückzuführen, was den Patientinnen meist gar nicht bewußt ist.

Blutungen außerhalb der Regel

Bettruhe; Salbenlappen mit *Corallium comp., Salbe,* auflegen. So bald als möglich den Arzt aufsuchen.

Gebärmutterentzündung (Metritis)

Nach Feststehen der ärztlichen Diagnose: 2mal täglich Einreibungen des Unterbauches mit *Majorana 10%, Salbe.* Beim Schlafengehen eine *Vaginaltablette Majorana / Melissa* einführen.

Juckreiz in der Scheide

Falls Weißfluß vorhanden ist, macht man warme Sitzbäder, welchen ein Absud von Majoran- und Melissenkraut zugesetzt ist (eine Handvoll für 1 Liter Wasser). Keine Spülungen! Den Arzt aufsuchen - es liegt beinahe immer eine Gebärmutterentzündung vor.

Bei der älteren Frau handelt es sich im allgemeinen um eine vulvo-vaginale Verhärtung sklerotischer Natur (Kraurosis vulvae). Behandlung: 1- bis 2mal täglich *Bismutum 2% / Hyoscyamus 5% aa, Salbe,* dünn auftragen. Beim Schlafengehen jeweils 1 *Vaginalglobulus Ovarium 0,1%* einführen.

Zum Einnehmen: *Plumbum mellitum D12, Pulver,* 3mal täglich 1 Messerspitze voll, begleitet von der kurmäßigen Einnahme von *Weleda Birken-Elixier* oder *Weleda Birkenherb (ohne Zucker);* davon nimmt man 3mal täglich 1-2 Kaffeelöffel.

Menstruationsstörungen

Eine gynäkologische Untersuchung ist erforderlich.
Zur allgemeinen Regulierung des Zyklus: *Menodoron*, 3mal täglich 15 Tropfen; während der Regel aussetzen.
Gegen Menstruationsschmerzen: *Cuprum 0,4%, Salbe,* oder *Oxalis 10%, Salbe,* für Einreibungen des Unterleibes und der Nierengegend. Dazu - nach Absprache mit dem Arzt - täglich 1-2 subcutane Injektionen mit *Belladonna D3 / Oxalis D3 aa, Ampullen*.

Prämenstruelles Syndrom

Unwohlsein und Störungen allgemeiner Art: *Sepia D30, Dilution,* 1mal wöchentlich 10 Tropfen, sowie *Stannum D6, Dilution,* 2mal täglich 10 Tropfen. Diese Behandlung über längere Zeit durchführen.
Schmerzhaft gespannte Brüste: Leichte Einreibungen mit *Amygdalae amarae 15%, Salbe,* 2mal täglich.

Wechseljahre (Klimakterium)

Spätestens ab Beginn der Wechseljahre (um das 45. Lebensjahr) sind regelmäßige gynäkologische Untersuchungen angezeigt, um eine mögliche Krebserkrankung frühzeitig zu erkennen.
Bei Blutungen: *Capsella Bursa-pastoris D1, Dilution,* 10 Tropfen alle 2 Stunden.
Bei Wallungen: *Belladonna D6 / Lachesis D12 aa, Dilution,* morgens und abends 10 Tropfen, in Perioden von 10 Tagen. Ein weiteres empfehlenswertes Präparat ist *Sepia comp., Dilution,* 3mal täglich 10 Tropfen.
Die Wechseljahre bedeuten, daß wesentliche Kräfte, die bisher an die organischen Funktionen gebunden waren, nunmehr frei werden. Diese Metamorphose kann man sinnvoll unterstützen, indem man vermehrt geistig-kulturelle Aufgaben und Interessen pflegt, beispielsweise eine künstlerische Tätigkeit aufnimmt bzw. in intensiverer Weise fortsetzt.

Weißfluß, Ausfluß (Fluor albus)

Die Ursache muß durch den Arzt abgeklärt werden.

Bei einer Infektion können zur Unterstützung der lokalen Resistenzlage *Majorana / Melissa, Vaginalglobuli*, angewendet werden. 1- bis 2mal täglich 1 Globulus einführen, vor allem vor dem Schlafengehen. Diese Globuli besitzen eine belebende und durchwärmende Wirkung auf den Unterleib.

Siehe auch weiter oben bei Juckreiz in der Scheide.

Hals-, Nasen-, Ohren-Erkrankungen

Kehlkopfentzündung (Laryngitis)

Kehlkopfentzündung bei Erkältung: Ihr Hauptmerkmal ist *Heiserkeit*, die bis zu vollständigem Stimmverlust gehen kann. Zum Einnehmen: *Pyrit D3 / Zinnober D20, Tabletten*, 3mal täglich 1-2 Tabletten. Wirkungsvoll sind auch *Senfpflaster*, die auf die Kehle gelegt werden. - Falls keine Besserung eintritt, ist der Arzt aufzusuchen.

Diphtherische Kehlkopfentzündung oder Krupp: Die Atmung ist meist pfeifend und infolge Behinderung der Atemwege durch membranöse Auflagerungen stark erschwert. Die Krankheit erfordert möglichst schnelles ärztliches Eingreifen. Nachdem sie seit Jahren nicht mehr aufgetreten ist, sind in letzter Zeit doch wieder vereinzelte Fälle beobachtet worden.

Stridulöse Kehlkopfentzündung oder Pseudokrupp: Sie kommt vor allem bei nervösen Kindern vor. Es ist eine häufige Erfahrung, daß das auslösende Moment für einen Pseudokrupp mütterliche Nervosität bzw. eine allgemein nervöse Umgebung ist.

Die Krankheit tritt plötzlich und ohne Fieber auf. Charakteristisch ist der bellende trockene Husten mit Atemnot. Erleichterung verschaffen *warme Kompressen* (auf den Hals auflegen und dauernd erneuern).

Zum Einnehmen: *Belladonna D4, Dilution,* oder *Cuprum aceticum D3, Dilution,* jeweils 5 Tropfen.

Besonders bewährt hat sich auch die Tropfenmischung *Apis D3 / Belladonna D4 / Bryonia D3 / Spongia tosta D3 aa, Dilution;* man nimmt 3mal täglich 10 Tropfen. Im akuten Anfall nimmt man davon alle 5 Minuten 5 Tropfen; bei eintretender Besserung wird die Zeitspanne zwischen den Einnahmen verlängert Ebenfalls von guter Wirkung ist *Weleda Beruhigungs- und Schlaftee Malvon,* den man schluckweise möglichst warm trinkt.

Mandelentzündung (Angina)

Es gibt verschiedene Arten von Anginen. Von der einfachen Rötung, die von leichten Halsschmerzen begleitet ist, bis zum tief hinter dem Rachen liegenden Abszeß. Eine Angina darf nie vernachlässigt werden, denn sie kann Auslöser sein für eine ernste Erkrankung (Scharlach, Diphtherie). Daher ist außer bei einer schnell vorübergehenden, auf Erkältung beruhenden leichten Halsrötung immer ärztlicher Rat einzuholen.

Nach einer überstandenen Angina ist vor der Wiederaufnahme der normalen Ernährung stets eine Urinanalyse erforderlich, damit eine allfällige Nierenentzündung, wie sie in der Folge auftreten kann, entdeckt wird, denn eine solche würde durch eine unpassende Ernährung verschlimmert.

Bei einfacher Halsrötung zum Einnehmen: *Pyrit D3, Pulver,* 3mal täglich 1 Messerspitze voll oder *Pyrit D3 / Zinnober D20, Tabletten,* 3mal täglich 1-2 Tabletten.

Bei wiederholt auftretender Erkrankung befolgt man nachstehende Grundbehandlung.

Zum Einnehmen: *Mercurius cyanatus D4, Dilution,* 10 Tropfen. Dies abwechselnd mit dem Bestäuben der entzündeten Stellen mit *Weleda Bolus-Gurgelpulver*. Zum Bestäuben verwendet man eine Puderstreudose; man läßt den Kranken A-A-A sagen, um zu vermeiden, daß der Puder in die Atemwege eindringt. (Dies wäre zwar unangenehm, jedoch nicht gefährlich.)

Im Prinzip geschieht der Wechsel der beiden Medikamente alle 2 Stunden; jedes Medikament gelangt somit alle 4 Stunden zur Anwendung. Bei schwereren Fällen können die Intervalle verkürzt werden, und die Medikamente werden auch während der Nacht gegeben, was jedoch selten nötig ist. Diese Behandlung genügt praktisch für die meisten Anginen. Sie muß immer bis zur vollständigen Ausheilung fortgesetzt werden. Wenn die Temperatur sich normalisiert, werden die Medikamente in größeren Abständen gegeben.

Bei Diphtherie gibt man außerdem *Cardiodoron,* 3mal täglich 10 Tropfen. Wichtig ist, daß der Kranke noch ungefähr eine Woche nach Abklingen des Fiebers das Bett hütet, um Herzkomplikationen zu vermeiden. Diese Krankheit muß unbedingt und möglichst von Anfang an ärztlich behandelt werden.

Generell kann man die Heilungsvorgänge bei Anginen unterstützen durch Gurgeln mit einem *Absud von Salbei* (einige Blätter auf 1 Glas Wasser, 3 Minuten kochen lassen), 1 Kaffeelöffel Zitronensaft beifügen.

Es ist wichtig zu wissen, daß Kinder auch bei einer schweren Angina häufig keine Schluckbeschwerden haben. Das einzige Symptom ist oft Bauchweh, gelegentlich (erstaunlich selten) verbunden mit Appetitlosigkeit. Daher sollten Sie bei allen Unpäßlichkeiten Ihres Kindes, deren Ursachen nicht deutlich zu erkennen sind, auch den Rachen inspizieren.

Allgemeine Maßnahmen - siehe unter Erkältungskrankheiten, Fieber.

Nasenbluten

Absitzen und Kopf zurückbeugen. Nasenbluten ist häufig eine Abwehrreaktion des Organismus. Keine Medikamente einnehmen, außer wenn die Blutung nicht spontan nach 15-30 Minuten aufhört.

Bei häufigem Nasenbluten: *Capsella Bursa-pastoris D1, Dilution,* oder *China D4, Dilution;* jeweils 10 Tropfen. Bei häufigem Nasenbluten, vor allem bei Jugendlichen, hat sich auch *Fluorit D12, Dilution,* bestens bewährt; 1mal täglich 10 Tropfen.

Nebenhöhlenentzündung (Sinusitis)

Warme Kompressen auf Stirne und Nase mit *Berberis / Prunus, äußerliche Flüssigkeit;* 1 Kaffeelöffel auf 1 Glas warmes Wasser. Ferner Sprühen in die Nase von *Gencydo 1%* mit Hilfe des Weleda Nasal-Applikators (wie bei *Heuschnupfen* - siehe dort).

Bewährt haben sich auch *Senfwickel* oder *Senfpflaster* auf die Waden sowie ansteigende Fußbäder mit Zusatz von Senfmehl; diese Maßnahmen müssen täglich durchgeführt werden bis zum Abklingen der Beschwerden.

Bei chronischer Sinusitis ist darauf zu achten, daß durch entsprechende Bekleidung und gutes Schuhwerk die Füße immer warm gehalten werden.

Ohrenentzündung, akute Ohrenschmerzen

Den Arzt rufen! Als erste Hilfe ist ein Zwiebelwickel sehr wirkungsvoll, besonders bei Kindern hat er sich bewährt. Eine rohe Zwiebel wird kleingehackt, in ein Tuch gewickelt und mit einem schräg über den Kopf gebundenen Handtuch auf dem schmerzenden Ohr befestigt. Das kranke Ohr auf eine Wärmflasche legen. Dazu von *Quarz 1%*, *Öl*, 1-2 Tropfen in den Gehörgang geben (das Öl etwas vorwärmen).

Zum Einnehmen: *Levisticum D3, Dilution*, 10 Tropfen alle 1-2 Stunden.

Bei häufig sich wiederholender Ohrenentzündung empfiehlt sich die kurmäßige Anwendung (über 2-3 Monate) von *Infludoron*, 2- bis 3mal 5 Kügelchen täglich.

Schnupfen - siehe unter Erkältungskrankheiten.

Hauterkrankungen

Abszesse

Wir berücksichtigen hier nur oberflächliche Abszesse, große Abszesse müssen durch den Arzt geschnitten werden.

Ein Abszeß ist eine Ansammlung von Eiter. Er kann am ganzen Körper vorkommen, z.b. kann er die Folge eines Insektenstiches sein. Er kann sich auch an einer Haarwurzel bilden, dies ist ein Furunkel. Wenn er an der Fingerspitze oder um den Fingernagel auftritt, so nennt man ihn Umlauf.

Behandlung: 2- bis 3mal täglich die betroffene Stelle möglichst heiß baden oder, falls dies nicht möglich ist, heiße Kompressen auflegen; unter Beigabe von *Weleda Calendula-Essenz* (1 Suppenlöffel auf eine Schale heißes Wasser).

Bei allgemeinem Krankheitsgefühl oder Fieber gibt man - nach Absprache mit dem Arzt - abwechselnd jede 2. Stunde: *Apis D3 / Belladonna D3, Dilution,* 10 Tropfen, sowie *Carbo Betulae 5% / Sulfur 1%, Tabletten,* 1 Tablette. (Jedes Medikament wird somit jede 4. Stunde verabreicht.)

Um das Aufbrechen des Abszesses zu beschleunigen: *Myristica sebifera D4, Dilution,* 3mal täglich 10 Tropfen.

Akne

Diätetische Maßnahmen: Möglichst fettarme Ernährung und Verzicht (zumindest vorübergehend) auf Schokolade und andere Süßigkeiten sowie auf Fleisch, Eier und ähnliches.

Zum Einnehmen: Morgens *Belladonna D6, Dilution,* 10 Tropfen; mittags *Quarz D12, Pulver,* 1 Messerspitze voll; abends *Sulfur D4, Pulver,* 1 Messerspitze voll; kurmäßig über längere Zeit.

Äußerliche Behandlung: Nach der Hautreinigung Betupfen der betroffenen Stellen mit *Aknedoron* oder *Weleda Calendula-Essenz* oder *Lappa major 20%, äußerliche Flüssigkeit.*

Bläschen auf den Lippen - siehe unter Verdauungssystem.

Ekzeme

Es ist zwischen nässenden und trockenen Ekzemen zu unterscheiden: erstere sind Ausdruck von Störungen im Stoffwechselsystem, letztere von solchen im Nerven-Sinnessystem.

Nässende oder schwellende Ekzeme erfordern bestimmte diätetische Maßnahmen. Der Stoffwechsel kann durch Pflanzennahrung (Wurzel- und Blattgemüse, wenig Früchte) reguliert werden. Erlaubt ist auch Joghurt und entrahmte Milch (Vollmilch vermeiden). Für einen Therapieeinstieg eignet sich eine 7tägige *Apfelkur* (siehe dort).

Zum Einnehmen: *Betula D3, Dilution,* 3mal täglich 10 Tropfen, kurmäßig über längere Zeit. Empfehlenswert ist ferner eine Teemischung aus *Chamomilla vulg., Flos / Lignum Juniperi / Sambucus nigra, Flos / Urtica dioica, Fol. / Viola tricolor, Herba aa;* man trinkt täglich 2-3 Tassen (möglichst ungezuckert).

Äußerliche Behandlung: Eine alte Regel lautet, feuchte Ekzeme sollen feucht behandelt werden. Es empfehlen sich körperwarme feuchte Umschläge mit *Quercus 20%, äußerliche Flüssigkeit* (verdünnt mit abgekochtem Wasser im Verhältnis 1:10); die gerbende Wirkung der Eichenrinde fördert das Trockenwerden des nässenden Ekzems. Der Umschlag sollte über mehrere Stunden liegenbleiben und stets feucht gehalten werden (am besten die Tücher immer wieder mit der warmen Lösung anfeuchten). Dabei ist jedoch darauf zu achten, daß die betroffenen Körperstellen durch das Feuchthalten nicht zu sehr abgekühlt werden.

Trockene Ekzeme sind häufig mit starkem *Juckreiz* verbunden. Man macht Bäder oder Kompressen wie oben beschrieben; je heftiger der Juckreiz, umso heißer soll das Bad bzw. die Kompresse sein. Anschließend *Weleda Massageöl mit Arnica* leicht einreiben.

Zum Einnehmen: *Quarz D30, Pulver,* morgens und abends 1 Messerspitze voll. *Weleda Birken-Elixier,* 3 Kaffeelöffel pro Tag; im Falle einer Diabetes nimmt man das zuckerfreie *Weleda Birkenherb.* Geeignet ist auch ein Tee aus Birkenblättern.

Zur Leberdiät: *Hepatodoron,* 1 Tablette vor den drei Hauptmahlzeiten.

Pilzinfektionen zwischen den Fingern oder Zehen: Vorsicht mit Waschpulvern und Putzmitteln, sowie beim Tragen von Gummi- oder Plastikhandschuhen. Man trage Lederschuhe und vermeide synthetische Textilien für Strümpfe oder Socken; diese sollten in Essigwasser gespült werden. Man verwende eine saure Seife.

Behandlung: Morgens und abends heiße lokale Bäder mit Zusatz von *Weleda Calendula-Essenz* (1 Suppenlöffel). Im Anschluß an das morgendliche Bad: abtrocknen und bepudern mit *Wecesin Wundstreupuder*. Zwischen die Zehen legt man kleine mit Puder bestreute Tampons. Nach dem abendlichen Bad abtrocknen und einsalben mit *Cuprum 0,1% / Tabacum D6 aa, Salbe*.

Therapeutische Maßnahmen, die über die angegebenen hinausgehen (z.B. eine Injektionsbehandlung), gehören in die Hand des Arztes.

Fieberbläschen (Herpes)

Betupfen mit *Weleda Calendula-Essenz* (eventuell verdünnt) und leichtes Einreiben mit *Weleda Calendula-Salbe*.

Furunkel

Ein lokales Furunkel wird wie ein Abszeß behandelt (siehe dort).

Bei Furunkulose nimmt man 1mal täglich ein Bad, dem 1 Suppenlöffel *Prunus-Bad* zugesetzt ist.

Zum Einnehmen: *Quarz D12, Pulver,* 1 Messerspitze voll vor den drei Hauptmahlzeiten. Ferner befolgt man während 3 Monaten eine vegetarische Diät, eventuell macht man vorgängig während einer Woche eine *Apfelkur*. Möglichst viel schwitzen.

Zur Unterstützung der Leber: *Hepatodoron,* 1 Tablette vor den drei Hauptmahlzeiten.

Gürtelrose

Kompressen mit *Combudoron-Konzentrat*. Man verwendet dazu lauwarmes, am besten abgekochtes Wasser (Verdünnung im Verhältnis 1:10, d.h. 1 Kaffeelöffel Konzentrat auf 9 Kaffeelöffel Wasser). Eine

Gazekompresse wird mit dieser Lösung durchtränkt und auf die entzündete Stelle gelegt. Man kann auch *Combudoron-Salbe* verwenden, sie ist jedoch etwas weniger wirksam.

Bei hartnäckiger Gürtelrose macht man im schmerzhaften Bereich 3mal wöchentlich 1 subcutane Injektion mit *Hypericum Auro cultum 0,1%, Ampullen*, oder 1mal wöchentlich 1 subcutane Injektion mit *Apis D30, Ampullen*.

Hautrisse

Man vermeide alkalische Seifen und vor allem solche, die abrasive Substanzen enthalten, denn sie fördern die Bildung von Hautrissen. Zu empfehlen ist eine saure Seife.

Ein sehr wirksames, leider etwas schmerzhaftes Mittel ist das Einreiben der Hände mit reinem Zitronensaft nach dem Waschen.

Warme Handbäder mit Zusatz von 1 Suppenlöffel *Weleda Calendula-Essenz* wirken lindernd.

Während der Nacht trage man reichlich eine geeignete Salbe auf, z.B. *Weleda Calendula-Salbe, Weleda Heilsalbe, Weleda Citrus-Hautcrème oder Weleda Coldcream*. Dazu benützt man geeignetes Verbandmaterial, damit die Salbe nicht abgestreift wird. Auch nach jedem Händewaschen empfiehlt es sich, eines der genannten pflegenden Präparate aufzutragen.

Hühneraugen

Betupfen mit *Weleda Calendula-Essenz* verschafft Linderung.

Schrunden

Der Lippen: morgens und abends mit Zitronensaft bestreichen;
der Hände: siehe unter Hautrisse;
der Brüste: siehe unter Schwangerschaft, Stillen.

Herz und Kreislauf, Erkrankungen von

Das Herz ist keine Pumpe - auch wenn diese irrige Vorstellung leider noch immer weit verbreitet ist - sondern hat als Organ prinzipiell die Aufgabe, den harmonischen Ausgleich zu schaffen zwischen den Einwirkungen des Stoffwechselpols (organisch vor allem im unteren Menschen lokalisiert) und des Nerven-Sinnespols (organisch vor allem im oberen Menschen lokalisiert).

Herzkrankheiten sind die Folge eines andauernden einseitigen Überwiegens des einen oder des anderen dieser Pole (siehe auch *Allgemeiner Teil*). Es ist wichtig, die alarmierenden Anzeichen eines solchen aus dem Gleichgewicht geratenen Zustandes zu erkennen, denn dieser kann viele Jahre vor dem Manifestwerden einer eigentlichen Herzerkrankung auftreten. Es handelt sich dabei insbesondere um Herzklopfen bei Vorherrschen des Stoffwechselpoles, wozu auch das Verdauungssystem gehört, und um ausstrahlende Schmerzen in der Brust bei Überwiegen des Nerven-Sinnespoles.

Medikation bei beiden Ursachen siehe Herzklopfen.

Blutdruck

Zu hoher Blutdruck (Hypertonie): Die Beurteilung und Behandlung einer Hypertonie gehört in die Hand eines erfahrenen Arztes.

Unterstützend oder auch vorbeugend sollten die Lebensgewohnheiten geändert und in den Tageslauf regelmäßige aktive Entspannungspausen eingebaut werden, beispielsweise durch Musizieren, Meditieren, kontemplative Naturbetrachtung und ähnliche Tätigkeiten.

Auf salzarme Kost, Begrenzung der Eiweißzufuhr, eventuell auch vegetarische Ernährung achten sowie auf regelmäßige körperliche Betätigungen.

Bei nur schwach erhöhtem Blutdruck, wo noch keine Chemotherapeutika verordnet wurden, kann oft durch natürliche Präparate eine gewisse Normalisierung erreicht werden:
- *Viscum Mali 50%, Dilution,* 3mal täglich 10 Tropfen über längere Zeit, oder

- *Allium sativum D3, Dilution*, 3mal täglich 10 Tropfen über längere Zeit.

Zu niedriger Blutdruck (Hypotonie): Die Begleitbeschwerden des zu tiefen Blutdrucks sind - im Gegensatz zum erhöhten Blutdruck - im allgemeinen harmlos.

Zum Einnehmen: *Cardiodoron*, 3mal täglich 15-20 Tropfen über längere Zeit.

Sehr gut bewährt haben sich morgendliche Abwaschungen mit *Weleda Rosmarin-Bademilch;* einige Tropfen ins Waschwasser bzw. beim Duschen auf den feuchten Waschlappen geben.

Füße, kalte

Lederschuhe und wollene Strümpfe bzw. Socken tragen, keine synthetischen Textilien; Kupfersohlen in die Schuhe legen.

Wechselwarme Fußbäder (1 Minute in warmem, 15 Sekunden in kaltem Wasser), unter Beifügung von 1 Suppenlöffel *Weleda Arnica-Essenz*. Etwa ein Dutzendmal abwechseln.

Ferner 2- bis 3mal wöchentlich abends die Beine einreiben mit *Cuprum 0,4%, Salbe,* oder mit *Venadoron Venen-Gel mit Kupfersalz.*

Gehirnschlag, Schlaganfall

Um einem Gehirnschlag vorzubeugen, sollte beim älteren Menschen der Blutdruck regelmäßig kontrolliert werden. Bei Tendenz zu erhöhtem Blutdruck (siehe dort) sollten frühzeitig einige Lebensgewohnheiten geändert werden.

Bei drohendem Gehirnschlag bzw. bei Blutdruckkrisen sofort den Arzt rufen! Bis zu seinem Eintreffen kann *Arnica D30, Dilution*, gegeben werden (10 Tropfen).

Liegt eine Lähmung infolge Gehirnschlag vor, so sollten zur Unterstützung der ärztlichen Therapie die gelähmten Glieder regelmäßig mit *Weleda Massageöl mit Arnica* eingerieben werden. Auch Kompressen auf Kopf und Stirne sind oft hilfreich; man verwendet dazu *Weleda Arnica-Essenz* (1 Suppenlöffel Essenz auf eine Schale frisches Wasser).

Hämorrhoiden

Regelmäßig abends 1 *Weleda Hämorrhoidal-Suppositorium* einführen. Außerhalb der Schmerzzustände beim Schlafengehen die Analgegend leicht mit *Cuprum 0,4%, Salbe,* einreiben.
Empfehlenswert sind auch regelmäßige warme Sitzbäder mit einem Zusatz von *Quercus 20%, äußerliche Flüssigkeit.*
Die Ernährung überwachen, um Verstopfung zu vermeiden; unter Umständen empfiehlt sich eine geeignete Lebertherapie (siehe unter Verdauungssystem, Leberbeschwerden).

Herzklopfen

Basismittel ist *Cardiodoron*; Erwachsene nehmen 3mal täglich 10-15 Tropfen, Kinder 3-10 Tropfen je nach Alter.

Krampfadern

Eine Behandlung beginnt mit einer Lebertherapie mittels *Hepatodoron*; 3mal täglich 1 Tablette vor den Hauptmahlzeiten. Als Venentropfen hat sich folgende Mischung bewährt: *Aesculus D1 / Borago D2 / Hamamelis D3 / Kalmia latifolia D2 / Paeonia officinalis D1 / Spartium scoparium D2 / Skorodit D10 aa, Dilution*; man nimmt 3mal täglich 15 Tropfen.
Zum Einreiben der Beine: *Cuprum 0,4%, Salbe,* mindestens 2mal wöchentlich abends (in Richtung zum Herzen massieren). Sehr empfehlenswert sind auch Einreibungen von *Venadoron Venen-Gel mit Kupfersalz.*
Regelmäßige Fuß- und Beinbäder, wobei man dem Wasser 3 Suppenlöffel *Hamamelis, Folium 20%, äußerliche Flüssigkeit,* beifügt.
Kupfersohle in die Schuhe legen; Strümpfe und Socken aus synthetischen Textilien vermeiden.
Bei Neigung zu Venenentzündungen in den Beinen macht man 3mal wöchentlich bis 1mal täglich während jeweils etwa 1 Stunde Beinwickel mit *Borago 20%, äußerliche Flüssigkeit* (1 Eßlöffel Borago 20% auf ¼ Liter Wasser).

Nervöse Herzbeschwerden

Dabei wird das Herz «erlebt». Bei nervösen Herzbeschwerden und bei präkordialen Herzbeschwerden (d.h. wenn Schmerzen in der Brustregion auftreten, vor allem beim Schlafengehen) empfiehlt sich ein Einreiben der Herzregion mit *Aurum D5, Salbe*.

Ohnmacht, Bewußtlosigkeit

Die Kleider lockern. Das Gesicht und/oder den Brustkorb leicht mit einem feuchten Tuch abklopfen. Wenn möglich *Veratrum album D4, Dilution*, oder *Weleda Melissengeist*, 10 Tropfen, in den Mund tröpfeln.

Einreiben der Waden mit *Belladonna 1%, Salbe;* notfalls kann man die Massage auch ohne Salbe machen.

Personen, die zu Ohnmachten neigen, nehmen über längere Zeit *Ferrum hydroxydatum D3, Pulver*, 3mal täglich 1 Messerspitze voll.

Vorbeugend, z.B. vor einer Zahnbehandlung, nimmt man *Aurum D10, Pulver*, 1 Messerspitze voll.

Schwindel

Generell: *Ferrum hydroxydatum D3, Pulver*, 3mal täglich 1 Messerspitze voll über längere Zeit.

Drehschwindel mit Erbrechen (Ménièresches Syndrom): Bei feststehender Diagnose im Einverständnis mit dem Arzt: *Apfelkur* über 7 Tage; anschließend als Präparat zum Einnehmen: *Mixtura Stanni comp., Dilution*, 3mal täglich 10 Tropfen in etwas Wasser.

Tachykardie (Herzjagen)

Bei akuter Tachykardie, d.h. bei plötzlich auftretendem Herzjagen mit bis zu 140 Pulsschlägen pro Minute gibt man 10 Tropfen von *Veratrum album D4, Dilution*, und reibt die Herzregion mit *Aurum D5, Salbe*, ein.

Zusätzlich empfiehlt sich das Einreiben der Waden mit *Belladonna 1%, Salbe*.

Übelkeit

Bei häufiger bzw. chronischer Übelkeit muß die Ursache durch den Arzt abgeklärt werden.

Zur Umstimmung bei Neigung zu Übelkeit empfiehlt sich die kurmäßige Einnahme von *Nausyn,* 3mal täglich 1 Tablette.

Kinderkrankheiten

Allgemeines

Eine von Eltern häufig gemachte Beobachtung: Ihr Kind spricht auf eine Behandlung mit anthroposophischen Heilmitteln besonders gut an! Es ist eine Erfahrungstatsache, daß Erkrankungen, bei welchen die Schulmedizin tief eingreifende und mit einigen Risiken verbundene Chemotherapeutika einsetzen würde, mit «einfachen» Naturheilmitteln geheilt werden können. Warum aber reagieren Kinder besonders gut auf natürliche Präparate?

Bei der Behandlung von Kindern muß man sich bewußt sein, daß es sich nicht um «kleine Erwachsene» handelt, sondern daß grundsätzlich andere Verhältnisse vorliegen. Das Besondere des Kindes ist ja, daß es bis zum Zahnwechsel in seiner gesamten Organisation mit einem Sinnesorgan zu vergleichen ist, was bedeutet, daß sein *ganzer Organismus die Gesetzmäßigkeiten eines Sinnesorganes aufweist*. Dadurch ist die Ich-Organisation im physischen Körper in einer Weise tätig, daß dieser sozusagen mit jeder Faser seinen eigenen Stoffwechsel in Beziehung zur Umwelt wahrnimmt und gestaltet. Wie das Auge die wahrgenommene Umwelt innerlich ab- und nachbildet, so entsteht im Kinde von seiner Umgebung eine bildhafte innere Wahrnehmung, welche unmittelbar organisierend auf seinen Stoffwechsel einwirkt. Das Kind verbindet sich so vollkommen mit der Umwelt, ist ihr daher auch in viel stärkerem Maß ausgeliefert als der Jugendliche oder gar der Erwachsene. Wird diese enge Beziehung erkannt, so kann man sie auch therapeutisch zur Behandlung von Erkrankungen im Kindesalter nutzen.

Woran erkennt man diese besondere kindliche Veranlagung und wie wirkt sie sich praktisch aus? Auf die spezifische Art, wie ein Kind in seiner Organisation die Umwelt abbildet, weist beispielsweise seine *Konstitution*. Hierbei gibt es zahlreiche Aspekte, von einfachen Polaritäten wie großköpfig-kleinköpfig, dunkelhaarig-hellhaarig bis zum sehr subtilen Erfassen der differenzierten Konstitutionsarten der Arzneimittelbilder. In der Erkenntnis der Konstitution und ihrer Störungen liegt ein erster wichtiger Schlüssel für ein therapeutisches Vorgehen beim Kind.

Was beim Kinde noch ganz im Leiblich-Konstitutionellen wirksam ist, äußert sich beim Erwachsenen in metamorphosierter Form als die verschiedenen Wahrnehmungs-, Denk- und Weltanschauungsweisen, auf welche wir im allgemeinen Teil bereits eingegangen sind. Kräfte, die beim Erwachsenen «abgeblaßt» als Denkkräfte wirken, wirken also beim Kinde *direkt im Stoffwechsel* und können daher therapeutisch über bestimmte konstitutionelle Aspekte erkannt und genutzt werden. Diese Prozesse können nicht nur über die orale Verabreichung von Medikamenten beeinflußt werden, sondern mehr noch über äußerliche Anwendungen in Form von Wickeln, Bädern, Einreibungen usw. Selbstverständlich wird dabei die Konstitution als persönlich Wesenhaftes nicht angetastet, allein allfällige krankhafte Disharmonien werden ausgeglichen und überwunden.

Die eigentlichen *Kinderkrankheiten* wie Masern, Scharlach, Windpocken usw. sind zu erkennen als typische Reaktionen auf ein zu starkes Übergreifen der ererbten konstitutionellen Veranlagung des Kindes in seine individuelle Entwicklung, die dadurch gehemmt wird. Bei diesen Erkrankungen macht daher das Kind bis in seine Konstitution hinein einen intensiven Umwandlungsprozeß durch. Kinderkrankheiten sind daher immer besonders auffällige und selbstverständlich auch kritische Entwicklungsphasen, die nicht unterdrückt oder ausgemerzt werden sollten, sondern nur sachgemäß gesteuert; lediglich bei überschießenden Reaktionen muß der Arzt mit adäquaten Mitteln helfend eingreifen.

Appetitlosigkeit

Dr. H.M. Stellmann, Kinderarzt, unterteilt die Appetitlosigkeit bei Kindern in drei Gruppen:
- Folgen der Wohlstandsgesellschaft - zu volle Töpfe.
- Folgen von zu viel Gerede über und um das Essen. Einem sensiblen Kind kann schon der Gedanke an Essen den Appetit verschlagen; die ihm von den Eltern ständig entgegengebrachte Sorge wirkt schließlich wie ein Anti-Appetit-Mittel.
- Folgen von Krankheit oder konstitutioneller Veranlagung.

Hier wollen wir nur auf den letzten Punkt eingehen.

Für eine Medikation stehen bewährte natürliche Heilmittel zur Verfügung, z.B. *Gentiana lutea D3, Dilution*; *Abrotanum D1, Dilution*; *Cichorium D3, Dilution*; *Weleda Amara-Tropfen*. Durch die in ihnen enthaltenen Bitterstoffe wird die Magensaftproduktion angeregt.

Bei Appetitlosigkeit infolge konstitutioneller Schwäche muß der Arzt das für die spezielle Eigenart des Kindes richtige Medikament auswählen. (Siehe auch Einleitung zu diesem Kapitel.)

Bettnässen

Bei vielen Kindern liegt die Ursache des Bettnässens in einer Störung der psychischen Entwicklung. Strafen sind hierbei nutzlos - man kann indessen an das Ehrgefühl des Kindes appellieren, damit es lernt, sich für seine Funktionen verantwortlich zu fühlen (Angabe von Rudolf Steiner). Folgende Maßnahmen können die Überwindung der psychischen Schwierigkeiten wirksam unterstützen:

Zum Einnehmen: *Levico D3, Dilution*, morgens 10 Tropfen, während zwei Wochen. Anschließend *Hypericum D2, Pulver*, 3mal täglich 1 Messerspitze voll.

Abends macht man Einreibungen mit:
- *Hypericum 30%, Öl*, einige Tropfen auf der Innenseite der Schenkel,
- *Argentum 0,1%, Salbe*, in der Blasengegend.

Zudem gibt man abends auf beide Fußsohlen je 1 Tropfen von
- *Phosphorus 0,1%, Öl*.

Das Zusammenwirken dieser verschiedenen Maßnahmen führt in der Regel zu ausgezeichneten Ergebnissen. Mit der Behandlung fährt man fort bis zur vollständigen Heilung. Sollte ein Rückfall vorkommen, so kann die Behandlung wiederholt werden.

Ebenfalls gute Erfolge wurden erzielt mit der Tropfenmischung: *Berberis D3 / Bryophyllum Argento cultum 0,1% / Hypericum D3 / Kalium phosphoricum D5 aa, Dilution*; man gibt täglich vor dem Schlafengehen 10 Tropfen. Nachdem das Kind während 3 Tagen nicht mehr eingenässt hat, wird mit der Einnahme aufgehört.

Blähungen - siehe unter Verdauungssystem.

Blutarmut

Es können verschiedene Ursachen vorliegen - die Abklärung ist Sache des Arztes. Nicht jedes blasse Kind ist blutarm. Es gibt Kinder, vor allem in den nördlichen Ländern, die zwar bleich aussehen und dennoch nicht an Blutarmut leiden. Falls die Blutarmut Ausdruck eines Eisenmangels ist oder das in der Nahrung enthaltene Eisen nicht genügend verwertet werden kann, müssen geeignete Eisenpräparate gefunden werden. Bei ungenügenden Eisenwerten hilft häufig *Anaemodoron / Gentiana lutea D2, Dilution*, oder *Sassafras D3 / Spinacia D3, Dilution* aa; man gibt jeweils 3mal täglich 10 Tropfen vor den Mahlzeiten.

Es kann jedoch auch ein Eisenmangelzustand infolge zu geringer Zufuhr oder eines erhöhten Bedarfs vorliegen. Ein Hinweis für einen solchen Mangelzustand ist u.a. ein allgemein schlechtes Gedeihen des Kindes mit Schwächezuständen und chronischer Müdigkeit, Antriebsmangel, Appetitlosigkeit. Bewährte Präparate, vor allem für Schulkinder, sind *Ferrum pomatum D1, Dilution*, und *Ferrum ustum comp., Pulver*. Man verabreicht 3mal täglich vor den Mahlzeiten jeweils 10 Tropfen bzw. 1 Messerspitze voll.

Bruch, eingeklemmter - siehe unter Verdauungssystem.

Durchfall - siehe unter Verdauungssystem.

Erregung, Hyperaktivität, übermäßiger Bewegungsdrang

Ein übermäßiger lebhafter Bewegungsdrang, oft verbunden mit schweren Konzentrationsstörungen und Distanzlosigkeit, tritt heute bei Kindern vermehrt auf, ohne daß eine eigentliche Ursache diagnostiziert werden kann.

Bewährt haben sich folgende Präparate in der kurmäßigen Anwendung über längere Zeit:
- *Bryophyllum 50%, Pulver*; 3mal täglich ¼ Teelöffel voll vor den Mahlzeiten, sowie
- *Valeriana 60%, Dilution*; 3mal täglich 10 Tropfen auf einem Stück Zucker, jeweils nach dem Essen.

Erschöpfung

Ein Erschöpfungszustand kann durch eine Blutarmut bedingt sein (siehe dort).

Treten Erschöpfungs- und Schwächezustände in einer Rekonvaleszenz auf, z.B. nach einer Grippe, so können *Cardiodoron* und *Ferrum rosatum D3 / Graphit D15, Dilution,* sehr hilfreich sein. Man gibt 3mal täglich vor den Mahlzeiten 5-10 Tropfen, je nach Alter.

Bei einem Säugling manifestiert sich ein Erschöpfungszustand durch schnelles Ermüden beim Trinken sowie übermäßig blasses Aussehen. Hier empfiehlt sich *Carbo Betulae D6, Pulver*; vor jeder Mahlzeit gibt man 1 Messerspitze voll in etwas Tee verrührt. Zusätzlich verabreicht man *Lycopodium D12, Dilution*; man gibt täglich vor der dritten Mahlzeit 5 Tropfen, ebenfalls in etwas Tee.

Ein allgemeines Präparat zur Belebung des Stoffwechsels und des Kreislaufs ist *Prunus spinosa D6, Dilution,* wovon 3mal täglich 10 Tropfen vor den Mahlzeiten gegeben werden.

Fieber

Abends zur Beruhigung: 1 Zäpfchen *Chamomilla comp.*
Siehe auch unter Erkältungskrankheiten, Fieber.

Grind (Impetigo)

Man macht feuchte Kompressen mit *Thuja 20%, äußerliche Flüssigkeit;* 1 Kaffeelöffel auf 1 Glas lauwarmes Wasser.
Innerlich: *Quarz D12, Pulver,* 2mal täglich 1 Messerspitze voll.
Bei einer Infektion: *Weleda Calendula-Essenz* (anstatt Thuja).

Impfen

Die Vor- und Nachteile der zahlreichen möglichen Impfungen sollten, wenn möglich, mit einem Arzt, der die anthroposophisch orientierte Medizin kennt, besprochen werden. Im Grunde sind Impfungen Angriffe auf das gesunde menschliche Individuum, daher muß jede Impfung als Einzelfall für sich beurteilt werden. Eine beachtliche Zahl von Schweizer Ärzten steht bestimmten Impfungen, vor allem der Kampagne für die Masern-, Mumps- und Röteln-Impfung, skeptisch gegenüber. Sie haben die informative Broschüre «Warum die Eltern mitentscheiden sollen» ausgearbeitet, die bei der Arbeitsgruppe für differenzierte MMR-Impfungen, Postfach, CH-3000 Bern 9, angefordert werden kann. Auch beim Verein für ein anthroposophisch erweitertes Heilwesen, Stollenrain 15, CH-4144 Arlesheim, kann Literatur zur Impffrage bezogen werden.

Muß geimpft werden, z.B. bei einem geplanten Aufenthalt in einer von entsprechenden Krankheiten verseuchten Gegend, so gibt man am vorhergehenden Tag sowie an den darauffolgenden Tagen *Thuja D6, Dilution,* 3mal täglich 10 Tropfen.

Empfehlenswert sind warme Kompressen auf die Impfstellen mit *Weleda Calendula-Essenz,* mit lauwarmem Wasser (am besten abgekocht) verdünnt im Verhältnis 1:10.

Keuchhusten

Vorsicht mit Hustenberuhigungsmitteln, denn diese können Komplikationen nach sich ziehen.

Es ist eine Erfahrung, daß das Kind einer sich unsicher fühlenden, nervösen Mutter die Krankheit in schwererer Form durchmacht als ein Kind, dessen Mutter ruhig bleibt und kühlen Kopf bewahrt. Denn es ist unerläßlich für die richtige Behandlung eines Keuchhustenpatienten, daß er sich in sicherer Umgebung geborgen fühlen kann.

Ebenso wichtig ist eine strikte Disziplin bei der Nahrungsmittelaufnahme. Diese ist stark zu reduzieren, indem man nur bescheidene leichte Mahlzeiten verabreicht. Bei Bedarf kann eine zusätzliche kleine Mahlzeit gegeben werden. Es ist nicht zu befürchten, daß der kleine Patient unter Hunger leidet, überfütterte Kinder sind auch im Krankheitsfall viel häufiger.

Falls die Hustenanfälle von Erbrechen begleitet sind, verabreicht man jeweils nach dem Anfall einen leichten Imbiß. Bei häufigem Erbrechen muß der mit dem Flüssigkeitsverlust verbundene Salzverlust kompensiert werden, z.B. durch eine Bouillon.

Bei Säuglingen besteht bei Erbrechen immer auch die Gefahr eines zu großen Flüssigkeitsverlustes. Für genügende Flüssigkeitsaufnahme ist daher unbedingt zu sorgen: man gibt stark mit Wasser versetzte Milch oder leichten Tee.

Die Medikation hat vor allem die Aufgabe, die bei dieser Krankheit übermäßig gesteigerte Aktivität des Astralleibes zu normalisieren. Dafür eignen sich die Präparate *Pertudoron* und *Cuprum aceticum D3, Dilution*. Die Dosierungsvorschriften sind genau einzuhalten, denn nur bei einem strikten Befolgen der Angaben wird man die gewünschte Wirkung erzielen.

Die beiden Medikamente werden alle 2 Stunden abwechselnd gegeben, somit jedes Präparat alle 4 Stunden. Einem Säugling verabreicht man maximal 3 Tropfen, einem größeren Kind oder einem Erwachsenen nicht mehr als 5 Tropfen. Zu Beginn der Krankheit werden die Medikamente auch während der Nacht gegeben.

Üblicherweise wird man während ein oder zwei Tagen eine leichte Verschlechterung des Zustandes beobachten. Unter gar keinen Umständen soll versucht werden, dem durch höhere Dosierung oder häufigere Verabreichung der Medikamente zu begegnen - vielmehr ist eine Reduktion angezeigt. In der Folge bessert sich das Befinden des Kranken.

Für einen Mißerfolg bei dieser Behandlung ist meist eine falsche Ernährung, die die Verdauungsorgane zu stark belastet, verantwortlich. Selbst eine sichtbare Abmagerung braucht nicht unbedingt zu Befürchtungen Anlaß zu geben; wenn der Höhepunkt der Krankheit überschritten ist, wird das Kind einen ausgezeichneten Appetit entwickeln und sein normales Gewicht schnell wieder zurückgewinnen.

Die beiden obengenannten Heilmittel werden bis zum völligen Verschwinden der Hustenanfälle gegeben; die Intervalle der Einnahme können jedoch verlängert werden, sobald es dem Patienten besser geht. Die Einnahme während der Nacht erübrigt sich in den meisten Fällen nach kurzer Zeit.

Gelegentlich bleibt nach einem Keuchhusten noch während längerer Zeit eine gewisse Reizbarkeit der Bronchien zurück; jeder Erkältungshusten nimmt dabei den Charakter eines Keuchhustens an. Hier werden die genannten Medikamente erneut verabreicht, in gleicher Weise und Dosierung wie bei der originären Erkrankung.

Bei einem in der beschriebenen Weise behandelten Kind kann nicht nur eine erstaunlich rasche Heilung festgestellt werden, sondern - was besonders wichtig ist - ein positiver Verlauf seiner weiteren Entwicklung. Fortschritte in der Entwicklung zeigen sich beispielsweise auch in einer besseren Beherrschung der Sprache.

Im Gegensatz dazu verzögert sich bei einem Kind, dessen Krankheit unterdrückt wurde, die Entwicklung oft während Monaten, manchmal sogar während Jahren. Diese ärztliche Beobachtung müßte demnach dazu führen, auf das Impfen gegen Keuchhusten zu verzichten, da damit dem Kind eine Möglichkeit zu wichtigen Entwicklungsschritten geraubt wird.

Kinderlähmung

Die Kinderlähmung ist durch die weltweite Polio-Schutzimpfung selten geworden. Durch diesen Erfolg werden die Faktoren, die diese Erkrankung früher begünstigten, nicht mehr so beachtet, wie sie es verdienen. Denn es war festzustellen, daß mit dem Zivilisationsgrad eines Landes auch die Epidemiegefahr der Kinderlähmung anstieg. Dies ist darauf zurückzuführen, daß die Kinder in den Industrieländern einer besonders intensiven Sinnesbelastung (Verkehr, Fernsehen usw.) ausgesetzt sind, die das Sinnes-Nervensystem schwächt und anfällig macht für eine solche Nervenerkrankung. Auch die Ernährungsgewohnheiten, u.a. der Zuckerkonsum, spielen eine nicht unbedeutende Rolle. Deshalb sollte trotz Impferfolg diesen Faktoren auch künftig Beachtung geschenkt werden und die Eltern darauf achten, daß ihre Kinder sowohl vor Sinnesüberflutungen bewahrt wie durch eine qualitativ hochstehende Kost gestärkt werden.

Kolik

Die Ursachen sind meist Ernährungsfehler; entsprechende Maßnahmen sind Diät und Bettruhe.

Wirksam sind sanfte Einreibungen in der Nabelgegend mit *Cuprum 0,1%, Salbe,* kleine Salbenmengen genügen.

Zum Einnehmen: *Chamomilla Cupro culta 0,1%, Dilution,* 5-10 Tropfen in etwas Wasser. - Erfolgt keine Besserung, so ist der Arzt zu rufen.

Die Ursachen können aber auch psychisch sein, z.B. infolge Nervosität. Diese ist meist verursacht durch Spannungen im kindlichen Umfeld sowie durch Fernsehen.

Konzentrationsschwäche

Die Grundmedikation bei Konzentrationsschwäche im Schulalter ist *Weleda Aufbaukalk 1 und 2*; für die Einnahme gilt das gleiche wie im Abschnitt Zahnbildung ausgeführt.

Eine weitere spezifische Medikation muß sich nach den Ursachen richten, die sehr mannigfaltig sein können. Auch hier spielen für die Wahl der Heilmittel die konstitutionellen Aspekte des Kindes eine entscheidende Rolle.

Krupp - siehe unter Hals-, Nasen-, Ohren-Erkrankungen, Kehlkopfentzündung.

Masern

Wärme ist bei dieser Erkrankung ein wesentlicher Faktor, daher muß der kleine Patient gut warmgehalten werden. Dies ist auch eine wichtige Voraussetzung dafür, daß der Hautausschlag richtig zum Ausbruch kommt, was den Krankheitsverlauf erleichtert. Wie bei allen fieberhaften Erkrankungen befolgt man eine flüssigkeitsreiche Diät.

Vorsicht wegen der Gefahr von Komplikationen wie Lungenentzündung, Ohrenentzündung und anhaltende Kopfschmerzen. Sie sind jedoch selten, falls der Patient auf Diät gesetzt und das Fieber nicht künstlich gesenkt wurde.

Zum Einnehmen: *Infludoron*, alle 2 Stunden 5-10 Kügelchen gemäß Alter, oder - besonders zu Beginn einer Masernerkrankung - *Belladonna D4, Dilution,* 5 Tropfen alle 2 Stunden. Die Intervalle der Einnahme werden verlängert, wenn das Fieber zurückgeht.

Milchschorf

Man gibt 3mal täglich *Dermatodoron*, 5-10 Tropfen je nach Alter des Kindes. Es empfiehlt sich, das Präparat kurmäßig etwa während zwei Monaten zu geben; im Bedarfsfall wiederholen.

Mumps

Beim Einhalten absoluter Bettruhe - dies ist wichtig auch im fieberfreien Zustand - besteht weitgehend die Gewähr für einen harmlosen Krankheitsverlauf. Sollten jedoch Symptome von Komplikationen wahrgenommen werden, so ist unverzüglich der Arzt zu rufen. Solche Symptome sind z.b. Koliken (bei Bauchspeicheldrüsenentzündung), Kopfschmerzen (bei Hirnhautentzündung).

Im Bereich der Drüsenschwellung hinter dem Ohr, die einseitig oder beidseitig auftreten kann, macht man Salbenverbände mit *Archangelica 5%, Salbe.* Dazu gibt man reichlich Salbe auf ein kleines Tuch, welches mittels einer elastischen Binde in der richtigen Lage gehalten wird. Dieser Verband wird alle 2 Stunden erneuert.

Zum Einnehmen: *Barium citricum D6, Pulver,* 3mal täglich 1 Messerspitze voll.

Nächtliche Angstzustände, Schlafwandeln

Diese Erscheinungen sind ziemlich häufig bei Kindern, die als Säuglinge große Dosen von Vitamin D erhalten haben.

Therapie: Bei zunehmendem Mond gibt man abends beim Schlafengehen 1 Messerspitze voll von
- *Argentum D6, Pulver,* für hellhaarige Kinder, bzw. von
- *Argentit D6, Pulver,* für dunkelhaarige Kinder.

Bei abnehmendem Mond gibt man morgens beim Erwachen
- *Phosphorus D6, Dilution,* 5-10 Tropfen gemäß Alter.

Die morgendliche und abendliche Einnahme wechselt somit in Perioden von 2 Wochen, gemäß zunehmendem bzw. abnehmendem Mond. Die Behandlungsdauer beträgt 4-6 Monate, falls nötig auch länger.

Rachitis - Vorbeugung

Die Intensität des Sonnenlichts spielt bei der Bildung wichtiger Vitamine, die für ein gesundes Knochenwachstum notwendig sind, eine entscheidende Rolle. Durch die atmosphärische Umweltverschmutzung (anhaltende Smogzustände), aber auch durch gewisse Lebensverhältnisse, kann ein Kind an einem Mangel an Sonnenlicht leiden, so daß selbst bei optimaler Ernährung Störungen im Knochenaufbau auftreten.

Man muß jedoch wissen, daß die Rachitis nicht nur eine Störung im Knochenwachstum bedeutet (wobei einem mangelhaften Kalkhaushalt üblicherweise durch Verabreichung von Fluor-Präparaten begegnet wird), sondern ebenso sehr ein Nichtgenügen der strukturierenden Kräfte des Organismus, wodurch die Deformierungen entstehen. Das früher vielgebrauchte synthetische «Vitamin D» wirkt diesem Ungenügen jedoch nicht entgegen - im Gegenteil werden damit u.U. die Deformierungen endgültig fixiert.

Die beste Vorbeugung ist eine Ernährung durch Muttermilch bis etwa zum 7. Monat. Vom Beginn einer Schwangerschaft an und während der Stillzeit (siehe Schwangerschaft, Stillzeit) nimmt die Mutter *Weleda Aufbaukalk*. Das Präparat wird mit Vorteil auch dem heranwachsenden Kind gegeben, mindestens bis zur Pubertät.

Von anthroposophischen Kinderärzten wurde eine Rachitis-Prophylaxe mit natürlichen Heilmitteln entwickelt (die Anwendung ist mit dem Arzt zu besprechen):
- *Apatit / Phosphorus comp. (S oder K)*, sowie
- *Conchae / Quercus comp. (S oder K)*.

Trotz Vorbeugung ist es wichtig, den Säugling im ersten Lebensjahr alle 6 Wochen dem Kinderarzt vorzustellen, damit notwendige Abweichungen vom angegebenen Therapieschema vorgenommen werden können. Selbstverständlich gehört die Medikation bei einer ursächlich auftretenden Rachitis in die Hand des Arztes.

Röteln

Es handelt sich um eine leichte Erkrankung, die außer Bettruhe bei Fieber keiner Behandlung bedarf. Der Ausschlag ist auf den ersten Blick masernähnlich, die Flecken fließen jedoch kaum zusammen und sind regelmäßig auf den ganzen Körper verteilt. U.U. können die Lymphknoten am Hals leicht anschwellen.

Röteln in der Zeit der Erwartung - siehe unter Schwangerschaft.

Scharlach

Wie bei allen fieberhaften Erkrankungen setzt man den Patienten auf eine flüssigkeitsreiche, salz- und eiweißarme Diät; die Wasserausscheidungen müssen kontrolliert werden. Wichtig ist strikte Bettruhe. Auf die Ohren ist zu achten, weil als Komplikation eine Ohrenentzündung auftreten kann. Wichtiges Medikament ist *Belladonna D6, Dilution*. In der akuten Phase, d.h. in den ersten beiden Tagen, gibt man 50 Tropfen auf ein Glas Wasser und läßt den Patienten viertelstündlich einen Schluck trinken (nötigenfalls auch während der Nacht); danach werden 5mal täglich ca. 10 Tropfen in etwas Wasser gegeben. Ab 2. bis 6. Woche gibt man *Vaucheria D3, Dilution*, 3mal täglich 5-10 Tropfen.

Der Hals wird 3mal täglich mit *Weleda Bolus-Gurgelpulver* bepudert; während der Behandlung, wozu man einen kleinen Puderzerstäuber verwendet, läßt man den Kranken A-A-A sagen.

Soll bei zu schwachem Ausschlag die Hautreaktion gefördert werden, so empfiehlt sich ein tägliches Bad, dessen Temperatur um 2° C niedriger ist als die rektal gemessene Körpertemperatur des Patienten. Dem Badwasser wird 1 Suppenlöffel *Kassiterit 0,1%, äußerliche Flüssigkeit,* zugesetzt. Falls die Möglichkeit zum Baden fehlt, macht man feuchte Packungen um die Waden, ebenfalls unter Zusatz von *Kassiterit 0,1%* (1 Suppenlöffel auf 2 Liter kaltes Wasser).

Da bei Scharlach immer die Gefahr einer Nacherkrankung besteht, sollte trotz möglicher erfolgreicher Selbstmedikation immer der Arzt zugezogen werden.

Schlafstörungen, Schlaflosigkeit, Unruhe

Einschlafschwierigkeiten ohne besondere Ursachen: Zum Einnehmen: *Chamomilla D4, Dilution,* 5 Tropfen vor dem Mittag- und dem Abendessen. Oder als Trinkampulle *Chamomilla D3, Ampullen;* die Hälfte vor dem Mittag- bzw. vor dem Abendessen.

Zur Entspannung bei **nervösen Reizzuständen**, die zu Schlaflosigkeit führen: *Valeriana 60%, Dilution;* man gibt 30 Tropfen auf Zucker 1 Stunde vor dem Schlafengehen.

Für kleine «Zappelphilippe», die **nicht in den Schlaf finden können:** *Zincum valerianicum D6, Dilution;* 10 Tropfen 1 Stunde vor dem Schlafengehen, eventuell auch tagsüber 3mal 5 Tropfen.

Einschlaf- bzw. Durchschlafschwierigkeiten bei Kindern können Anzeichen einer organischen Störung sein und sollten bei längerer Dauer durch einen versierten Kinderarzt abgeklärt werden. Jedoch ist oft auch die heutzutage allgemeine Reizüberflutung und Unrast die Ursache von Schlafstörungen bei Kindern. Warme elterliche Zuwendung vermag in solchen Fällen Wunder zu wirken.

Windpocken

Diese Krankheit ist sehr ansteckend, verläuft in der Regel jedoch komplikationslos. Dennoch ist wichtig, daß der Patient das Bett hütet, zumindest eine weitere Woche nach Abklingen des Fiebers.

Warme Bäder oder Abwaschungen lindern den Juckreiz; dem Wasser fügt man 1 Suppenlöffel *Weleda Calendula-Essenz* bei. Auch frischer *Brennesseltee* ist geeignet.

Um Hautentzündungen infolge Aufkratzen der Pusteln vorzubeugen, sollten die betroffenen Stellen 3mal täglich mit *Wecesin Wundstreupuder* bestreut werden.

Würmer - siehe unter Verdauungssystem.

Zahnbildung, Störungen der - siehe auch unter Zahnpflege.

Empfehlenswert ist die regel- und kurmäßige Einnahme von *Weleda Aufbaukalk 1 und 2*. Aufbaukalk 1 wird morgens, Aufbaukalk 2 abends eingenommen; vom Oktober bis Juli, jeweils mit einer Pause von 2 Wochen nach Aufbrauch einer Packung.

Zu große Zähne, brüchiger Zahnschmelz: *Fluorit D6, Pulver,* 3mal täglich 1 Messerspitze voll während 4 Wochen, dann *Weleda Aufbaukalk* während 4 Wochen. 3 Wochen Pause und wiederholen.

Zu kleine Zähne: *Magnesit D6, Pulver,* 3mal täglich 1 Messerspitze voll während 4 Wochen, dann *Weleda Aufbaukalk* während 4 Wochen. Anschließend 3 Wochen Pause; wiederholen.

Es ist wichtig zu wissen, daß die Entwicklung der manuellen Geschicklichkeit durch geeignete Tätigkeiten im Kindergartenalter («Helfen» im Haushalt, einfache kleine Handarbeiten usw.) beim Kind eine gesunde Zahnbildung begünstigt.

Zahnen, erschwertes

Bei Schmerzen haben sich folgende Präparate bestens bewährt:
- *Chamomilla D4, Dilution*; man gibt dem Kind alle 1-2 Stunden 5 Tropfen in etwas Wasser, oder
- *Chamomilla D3, Globuli*, 1-2 Kügelchen alle 1-2 Stunden. Falls das Kind Mühe hat, die Kügelchen zu schlucken, kann man sie in etwas Wasser auflösen.

Weleda Zahnfleisch-Balsam in lokaler Anwendung hat sich bei den Beschwerden des Zahnens ebenfalls bestens bewährt. Man streicht mit dem Finger reichlich Balsam auf die geröteten, entzündeten Stellen - das Kind wird die angenehme, kühl-lindernde Wirkung unmittelbar empfinden. Kein Nachspülen; etwas gelegentlich verschluckter Zahnfleisch-Balsam ist unschädlich.

Kopfschmerz, Migräne

Kopfschmerzen können die verschiedensten Ursachen haben: Erkältungen, Kieferhöhlen- und Stirnhöhlenentzündung, Arthrosen in der Nackenregion, Migränen, Übermüdung, Zahnverletzungen usw. Daher muß vor allem die Ursache abgeklärt werden.
Bei chronischem Kopfschmerz ist der Arzt aufzusuchen.
Bei häufigem Kopfschmerz bei Kindern macht man eine Kur mit Preiselbeeren.

Gehirnhautentzündung

Durch den Laien nicht zu diagnostizieren - bei einem Verdacht sofort den Arzt rufen. Die Symptome können vielfältig sein, wie subfebrile Temperaturen, Reizbarkeit, Kopfschmerzen, aber auch Lähmungen, Bewußtseinsstörungen, Krämpfe.

Wie bei allen fieberhaften Erkrankungen kann man bei Beginn dem erwachsenen Patienten *Infludo* bzw. dem kindlichen Patienten *Infludoron* geben. Für die Dosierung siehe unter Erkältungskrankheiten.

Migräne

Sie ist Ausdruck einer Schwächung des Sinnes-Nervensystems, dessen eine Aufgabe darin besteht, die Nahrungsmittel aufzuschließen und in den Verdauungstrakt überzuführen. Geschieht dies unvollständig, so können Rückwirkungen auf die Leberfunktionen die Folge sein und schließlich, wenn die Leber die Arbeit nicht mehr zu leisten vermag, Rückwirkungen auf die Gehirnsphäre in Form von Blutandrang, Kopfschmerzen, Sehstörungen, Schwindel usw. Dies macht auch verständlich, warum eine intellektuelle Ermüdung ebenso einen Migräneanfall auslösen kann wie beispielsweise ein Nahrungsmittelexzeß. Im übrigen ist es oft schwierig, zwischen echten Migränen und Kopfschmerzen, die auf eine Halswirbelarthrose zurückzuführen sind, zu unterscheiden.

Basisbehandlung: *Biodoron 5%,* vor den drei Hauptmahlzeiten jeweils 1-2 Tabletten; dies während 7 Wochen, anschließend während 5 Wochen *Aurum D10, Pulver,* vor den drei Hauptmahlzeiten jeweils 1 Messerspitze voll. Dann wiederum *Biodoron 5%* während 7 Wochen usw. Diese kurmäßige Therapie befolgt man während 1-3 Jahren; falls es sich um eine echte Migräne handelt, klingt diese allmählich ab.

Im Akutfall: *Bryonia D6, Dilution,* 10 Tropfen, und 5-10 Minuten später, *Kalium bichromicum D5, Dilution,* 10 Tropfen.

Man kann auch versuchen, eine beginnende Migräne zu stoppen, indem man tief den Geruch einatmet, den ein Topf mit starkem Senf ausströmt. Keine chemischen Schmerzmittel nehmen, wenn nicht unbedingt nötig.

Krebs

Obwohl die Krebserkrankung nicht zu den Themen einer Hausapotheke gehört, sollen einige grundlegende Gedanken hier erwähnt werden. Diese wurzeln in der anthroposophischen Medizin und den wichtigen Erkenntnissen, die in ihrem schweizerischen Forschungszentrum seit mehr als 50 Jahren erarbeitet werden.

Krebs ist keine Erkrankung der Zellen, sondern eine solche des Gesamtorganismus. Die Vermehrung und das Wachstum der Zellen wird im gesunden Organismus kontrolliert durch Kräfte, die das Körperliche strukturieren - dadurch bleibt der Zelle die ihr gemäße Form erhalten. Wenn diese Formkräfte aber schwach werden, sind die Wachstumskräfte der Zellen sich selbst überlassen und geraten dadurch in Unordnung. Daher kann man Krebs auch als katastrophalen Zusammenbruch der Formkräfte bezeichnen. Die Ursachen für ein Versagen dieser Formkräfte sind zahlreich: Reizzustände, Einwirkung körperfremder Substanzen, seelische und moralische Traumata usw. Alles, was zu Unordnung führt, was den Organismus aus seinem natürlichen Rhythmus herausreißt, trägt hierzu bei. Aber auch alles, was die organischen Widerstandskräfte vermindert, zu welchen auch die Möglichkeit gehört, Entzündungsprozesse als Abwehrmaßnahme zu entwickeln.

Somit besteht die Vorbeugung gegen Krebs vor allem in einer harmonischen Lebensführung, einer gesunden Ernährung und in einer Erziehung, die die körperlichen wie die seelischen Fähigkeiten gleichermaßen fördert.

Mit den *Mistelpräparaten*, die erstmals von Rudolf Steiner in die Krebsbehandlung eingeführt wurden, vermag die anthroposophische Medizin Resultate zu erzielen, die u.U. jene der klassischen Behandlungsmethoden für diese Krankheit weit übertreffen. Das Institut Hiscia arbeitet, in Verbindung mit der Lukas-Klinik (beide in Arlesheim bei Basel), an der Vervollkommnung und am Einsatz dieser Heilmethode, die verdient, einen weit größeren Bekanntheitsgrad zu erlangen.

Immer aber ist im Bewußtsein zu tragen, wie wichtig es ist, daß der Krebspatient seine Krankheit erkenne und durch individuellen Einsatz und Willen zur Heilung beitrage.

Nervenentzündung, Neuralgie

Als *Neuralgie* bezeichnet man eine stechend-reißende Schmerzempfindung, die auf das Ausbreitungsgebiet eines Nervs beschränkt ist. Die *Neuritis* ist die Entzündung eines Nervs, die Schmerzen bis zur Unerträglichkeit, aber auch Sensibilitätsstörungen bis zu Lähmungen bedingen kann.

Ischias - siehe unter Bewegungsorgane.

Nervenentzündung (Neuritis)

Eine Nervenentzündung kann durch Überanstrengung ausgelöst werden, und entsprechend ist zunächst für Ruhigstellung und Schonung zu sorgen.

Die schmerzenden Stellen zart mit *Aconitum Napellus 5%, Öl,* einreiben oder kleine Lappen mit dem Öl tränken und auflegen; warm abdecken. Einige Stunden einwirken lassen. Empfehlenswert sind auch heiße Umschläge mit *Weleda Arnica-Essenz,* verdünnt im Verhältnis 1:10.

Darüber hinaus gehende therapeutische Maßnahmen gehören in die Hand des Arztes.

Neuralgie

Man macht Einreibungen im schmerzhaften Bereich mit *Weleda Massageöl mit Arnica.* Bei starken Schmerzen nimmt man stattdessen *Aconitum / Nicotiana comp., Öl,* womit die schmerzhaften Bereiche 1- bis 2mal täglich leicht eingerieben werden. Genügen diese Maßnahmen nicht und muß die Therapie intensiviert werden, so hat der anthroposophische Arzt zahlreiche weitere therapeutische Möglichkeiten zur Verfügung.

Nervliche und seelische Erkrankungen

Angstzustände, Beklemmung

Man nimmt eines der nachstehenden Medikamente; unter Umständen werden sie auch zusammen oder abwechselnd verwendet:
- *Ferrum sidereum D20, Dilution,* 10 Tropfen morgens und abends;
- *Aconitum Napellus D20, Dilution,* 10 Tropfen, vorzüglich abends;
- *Ignatia D4* oder *D6, Dilution,* 3mal täglich 10 Tropfen.

Wenn gleichzeitig mit den Angstzuständen Schmerzen in der Brust auftreten:
- *Cardiodoron,* 3mal täglich 10 Tropfen.

Ferner macht man in der Herzgegend einen Salbenverband mit:
- *Aurum D5, Salbe.*

Depression, nervöse

So erstaunlich es tönt, eine Depression steht oft in einem engen Zusammenhang mit der Konstitution der Leber. Auch wenn die Veranlagung zu Depressionen bei gewissen Menschen ausgeprägter ist als bei anderen, ist es doch eine Tatsache, daß diese Erkrankung heute generell außerordentlich häufig geworden ist, und zwar als Folgeerscheinung der vielfachen Belastungen, welchen die menschliche Leber im allgemeinen ausgesetzt ist. Dies vor allem wegen der denaturierten Ernährung (chemische Pflanzendüngung und Einsatz von Pestiziden, den Nahrungsmitteln zugesetzte Farb- und Konservierungsstoffe usw.). Psychische Schocks sind dann meistens nur die unmittelbaren Auslöser einer Depression.

Zur allgemeinen Unterstützung der Leberfunktionen eignet sich *Hepatodoron,* 3mal täglich 1 Tablette vor den Hauptmahlzeiten.

Die Angaben über die spezifische Behandlung der Depression, z.B. mit vegetabilisierten Metallen, überschreiten den Rahmen einer Hausapotheke.

Epilepsie

Diese Krankheit ist der verzweifelte Ausdruck vom Ringen des seelischen (astralischen) Wesensgliedes eines Menschen um den «richtigen Besitz» und das Beherrschenkönnen des physischen Körpers. Dessen «Undurchlässigkeit» gegenüber dem Seelischen beruht indessen häufig auf der krankhaften Veranlagung eines einzelnen Organs. Obwohl der Einsatz von Barbituraten ermöglicht, schwere Krisen zu vermeiden, so wirken diese Präparate doch den Bemühungen der seelischen Organisation entgegen und stumpfen auf die Dauer den Kranken mehr und mehr ab.

Wichtig ist eine mäßige Ernährung auf pflanzlicher Grundlage. Alkohol und Genußmittel wie Schwarztee, Kaffee, Schokolade sind strikt untersagt; Backfette sind möglichst zu vermeiden, dagegen kann gutes Olivenöl verwendet werden.

Zur Unterstützung der Leber: *Hepatodoron,* 3mal täglich 1 Tablette vor den Hauptmahlzeiten, über längere Zeit. Es empfiehlt sich auch, beim Schlafengehen die Lebergegend mit *Stannum 0,4%, Salbe,* einzureiben.

Angaben über die medikamentöse Behandlung der Epilepsie überschreiten den Rahmen dieser Ausführungen.

Hysterie

Der hysterische Anfall ist mit dem epileptischen nicht zu verwechseln, denn er unterscheidet sich von letzterem durch seinen immer etwas theatralischen Charakter (er findet nur vor Publikum statt). Auch fehlt der für den epileptischen Anfall typische Zungenbiß und das unbewußte Wasserlassen. Bei einem hysterischen Anfall läßt man den Patienten am besten allein.

Die Veranlagung zur Hysterie ist bedingt durch ein Überwiegen der Stoffwechselprozesse, die in den nervlich-sinnlichen Bereich übergreifen (deshalb auch die Unwirksamkeit einer Psychotherapie) und erfordert eine medikamentöse Behandlung durch den Arzt.

Lampenfieber

Zum Einnehmen: *Ignatia D4, Dilution,* oder *Gelsemium D6, Dilution,* 3mal täglich 10 Tropfen, z.B. am Vorabend und am Tage eines Examens. Geeignet ist auch *Ferrum sidereum D10, Pulver,* 3mal täglich 1 Messerspitze voll sowie, in besonderen Fällen, *Quarz D30, Ampullen,* für subcutane Injektionen.

Schlafstörungen

In den meisten Fällen hat die Schlaflosigkeit organische Ursachen, die durch eine ärztliche Untersuchung abgeklärt werden müssen. Schlafmittel sind möglichst zu vermeiden, denn sie überspielen lediglich die Krankheit, ohne ihre Ursachen therapeutisch anzugehen, auch verursachen sie leicht schädliche Nebenwirkungen.

Wer Mühe hat einzuschlafen, trinkt vor dem Schlafengehen 1-2 Tassen *Weleda Beruhigungs- und Schlaftee Malvon.* Empfehlenswert ist auch *Avena sativa comp.*; man nimmt gegen Abend 1- bis 2mal 10-20 Tropfen in warmem Wasser.

Die negativen Auswirkungen des Fernsehens sind auch häufig verantwortlich für Schlafstörungen. Dies trifft für Erwachsene zu wie besonders für Kinder, auch dann, wenn sie selbst nicht fernsehen dürfen. Es ist eine Tatsache, daß der schädliche Einfluß auf das Unterbewußte der Mutter - z.B. beim «Genuß» einer bestimmten Art von Lektüre und mehr noch bei gewissen Fernsehspektakeln - auch die Ruhe des in der Nähe schlafenden Kindes stört und bei diesem Alpträume verursachen kann. - Für die Behandlung von Schlafstörungen bei Kindern siehe unter Kinderkrankheiten.

Schockerlebnis

Nach einem Schockerlebnis nimmt man während 1-2 Wochen *Argentum D6, Dilution,* 10 Tropfen vor den drei Hauptmahlzeiten, oder die Kombination *Argentum D8 / Bryophyllum Argento cultum 0,1%, Dilution,* 10-20 Tropfen am Morgen.

Zur psychischen Stabilisierung in der Nachbehandlung von operativen Eingriffen unter Narkose bewähren sich abendliche Bäder mit einem Zusatz von *Lavendel* (z.B. *Weleda Lavendel-Bademilch*).

Nieren- und Blasen-Erkrankungen

Blasenentzündung

Auslösender oder fördernder Faktor ist häufig eine Unterkühlung der Beine und des Unterleibes infolge ungenügender Bekleidung. Darum ist vor allem auf warme Kleidung zu achten; keine synthetischen Textilien, sondern Wollstrümpfe, wollene Hosen usw.! Man unterlasse auch das Fahren mit dem Motorrad oder Mofa, denn dieses begünstigt ebenfalls Erkältungen und ist häufig die Ursache einer Blasenentzündung.

Behandlung: warme Sitzbäder, welchen ein Absud von *Schafgarbe* beigefügt wird. Bei starken Schmerzen kann das Wasserlösen in einem heißen Sitzbad erfolgen.

Zum Einnehmen: *Cantharis D4, Dilution,* 6mal täglich 10 Tropfen. Dazu reichlich trinken (*Schafgarbentee, Bärentraubenblättertee* usw.) und die Verdauung überwachen.

Eventuell zusätzlich lokale subcutane Injektionen mit *Cantharis D6, Ampullen.*

Bei wiederholt auftretender Blasenentzündung: *Kalium / Teucrium comp., Dilution,* 10 Tropfen vor den drei Hauptmahlzeiten, über längere Zeit.

Ferner ist das von der Weleda Arlesheim weiter entwickelte Präparat *Equisetum / Serum Lactis* zu empfehlen; es enthält Milchsäure (anstelle von Alkohol) und besitzt eine verstärkte Wirkung auf das Blasen-Nierensystem. Die hohe Dosierung beachten: 5mal täglich 1 Teelöffel voll einnehmen.

Blasenschwäche - siehe auch unter Reizblase.

Sofern keine Entzündung oder andere organische Ursache vorliegt, was durch ärztliche Diagnose festzustellen ist, können folgende Präparate versucht werden: *Causticum D4, Dilution,* oder *Berberis, Radix D3 / Hypericum D3 aa, Dilution;* jeweils 3mal täglich 10 Tropfen, über längere Zeit.

Blut im Harn

Bettruhe; den Arzt rufen.

Nierenbeckenentzündung

Da diese Krankheit eine schwere Schädigung der Nieren nach sich ziehen kann, ist ärztliche Kontrolle unerläßlich.

Wichtig ist viel trinken; es gibt verschiedene Nieren-Blasentees, die hierfür geeignet sind. Weiterhin ist strikt auf Warmhaltung des Körpers wie der Füße zu achten.

Zum Einnehmen: *Equisetum arvense D6, Dilution,* 3mal täglich 10 Tropfen. Sehr wirksam ist *Equisetum / Serum Lactis,* wovon 5mal täglich 1 Teelöffel voll einzunehmen ist (siehe auch unter Blasenentzündung).

Nierenentzündung

Auch diese Krankheit kann schwere Nierenschäden nach sich ziehen und muß daher ärztlich behandelt werden.

Ihr Hauptmerkmal ist Eiweiß im Urin (es sind jedoch nicht alle Harnerkrankungen auf eine Nierenentzündung zurückzuführen). Eine Nierenentzündung tritt häufig auf als Komplikation bei einer fieberhaften Erkrankung, wenn nicht Diät gehalten wurde.

Folgende diätetische Einschränkungen sind unbedingt erforderlich: kein Salz, kein Fleisch, keine Eier! Dagegen macht man während 7 Tagen eine *Apfelkur* (für die Anleitung siehe unter Verdauungssystem, Apfelkur).

Zum Einnehmen: *Equisetum cum Sulfure tostum D15, Dilution,* 2mal täglich 10 Tropfen. Zusätzlich wird *Ferrum sidereum D10 / Pankreas D3 aa, Dilution,* genommen; 3mal täglich 10 Tropfen.

Ferner trinkt man 1- bis 3mal täglich einen Tee aus *Achillea millefolium, Herba, 4 Teile / Equisetum arvense, Herba, 4 Teile / Hypericum perforatum, Herba, 2 Teile / Ononis spinosa, Radix, 3 Teile / Petroselinum crispum, Radix, 3 Teile / Rosa canina, Fruct., 4 Teile,* den man sich in der Apotheke oder Drogerie mischen läßt.

Nierensteine

Eine Nierensteinkolik ist gekennzeichnet durch starke Schmerzen, die von der Kreuzgegend aus nach vorne in den Bereich der Blase ausstrahlen. Ein Hauptmerkmal ist auch die Ruhelosigkeit des Patienten.
Die Erkrankung gehört in ärztliche Behandlung. Bei einem Schmerzanfall macht man bis zum Eintreffen des Arztes warme Kompressen in der Lendengegend, später oberhalb der Blase, unter Zusatz von *Equisetum arvense 10%, Öl.*
Bewährte Grundbehandlung bei Nierensteinen: *Renodoron,* 3mal täglich 1 Tablette vor den Hauptmahlzeiten. Dazu stets reichlich trinken: *Tee aus Achillea millefolium, Herba, 4 Teile / Equisetum arvense, Herba, 4 Teile / Hypericum perforatum, Herba, 2 Teile / Ononis spinosa, Radix, 3 Teile / Petroselinum crispum, Radix, 3 Teile / Rosa canina, Fruct., 4 Teile.*
Bei dieser Behandlung erfolgt häufig nach 6-12 Monaten ein Ausscheiden der Steine über die Harnwege. Die Behandlung wird während 2-3 Jahren fortgesetzt, wobei von Zeit zu Zeit eine Pause eingeschoben wird.

Reizblase - siehe auch unter Blasenschwäche.

Wenn keine besonderen Ursachen vorliegen, was durch den Arzt abgeklärt werden muß, zum Einnehmen: *Cantharis D10 / Equisetum arvense D10 aa, Dilution,* 3mal täglich 15 Tropfen.

Reisekrankheit, Schwindel

Reisekrankheit, Seekrankheit
Prophylaktisch zum Einnehmen: *Nausyn,* 3mal täglich 1 Tablette. Mit der Einnahme wenn möglich 2-3 Tage vor der Reise beginnen.

Schwindel
Generell: *Ferrum hydroxydatum D3, Pulver,* 3mal täglich 1 Messerspitze voll. Das Präparat hat sich vor allem bei weiblichen Patienten bewährt.

Reiseapotheke
Eine Reiseapotheke kann selbstverständlich nicht für alle Eventualitäten ausgerüstet sein, sollte aber doch für die häufigsten Erkrankungen diejenigen Medikamente, die sich für die Selbstversorgung eignen, enthalten sowie eine Erste-Hilfe-Ausrüstung. Die Reiseapotheke muß auch die Bedürfnisse des Benutzers berücksichtigen; wer ein bestimmtes Medikament benötigt, muß es auch in der Reiseapotheke mitführen. Am besten wird die Reiseapotheke - wie der Koffer - vor jeder Reise «gepackt», damit sie stets aktuell zusammengestellt ist.

Sehr wichtig ist, daß die Medikamente in den Originalverpackungen belassen und vorhandene Beipackzettel (Dosierungs- und Anwendungshinweise!) nicht weggeworfen werden. Wer in die Tropen reist, muß berücksichtigen, daß Präparate, die nicht konserviert sind (z.B. die Weleda-Salben), eine kürzere Haltbarkeit aufweisen und daß Zäpfchen nicht mitgenommen werden können, weil sie in der Hitze schmelzen.

Die nachstehende Checkliste berücksichtigt die häufigsten Indikationen und enthält dafür geeignete Präparate, ist jedoch den individuellen Bedürfnissen anzupassen.

Beruhigung, Nervenstärkung
Unterstützung von Herz und Kreislauf
- *Cardiodoron, Tropfen:* Herzklopfen, unregelmäßige Herztätigkeit infolge abruptem Klimawechsel, langem Fliegen usw.;
- *Weleda Melissengeist:* Erschöpfung mit Ohnmachtsneigung.

Entzündungen, Eiterungen
- *Hepar Sulfuris D6, Globuli:* innerliche und äußerliche Entzündungen bzw. Eiterungen.

Erkältungen, Schmerzen
- *Aconitum Napellus D6, Globuli:* hohes Fieber, ausgetrocknete Haut, Angst- und Unruhezustände;
- *Anis-Pyrit D3, Tabletten:* Halsschmerzen, Heiserkeit, Husten;
- *Apis D3 / Belladonna D3 aa, Globuli:* Entzündungen von Haut und Schleimhäuten, mit oder ohne Fieber;
- *Infludoron, Globuli:* Grippe und Erkältungskrankheiten (besonders für Kinder geeignet);
- *Infludo, Tropfen:* Grippe und Erkältungskrankheiten;
- *Weleda Schnupfencrème:* Abschwellen der Nasenschleimhäute.

Fuß- und Beinpflege
- *Weleda Fussbalsam:* Ermüdung und Brennen der Füße sowie übermäßiger Fußschweiß;
- *Venadoron Venen-Gel mit Kupfersalz (äußerlich):* Beinbeschwerden, Venenstauungen;
- *Wecesin Wundstreupuder:* wunde Hautstellen infolge Scheuern (z.B. bei Wanderungen).

Hautschäden, Prellungen, Verstauchungen
- *Arnica D3, Globuli:* Wunden und Verletzungen jeder Art mit Blutungen sowie Muskelkater;
- *Weleda Arnica-Essenz (äußerlich):* Quetschungen, Prellungen, Verstauchungen, Blutergüsse
- *Weleda Heilsalbe:* wunde Hautstellen.

Magen- und Darmbeschwerden
- *Weleda Amara-Tropfen:* Appetitlosigkeit, Übelkeit, Magen- und Darmbeschwerden;
- *Arsenicum album D6, Globuli:* Brechdurchfall, Folgen von verdorbenem Fleisch oder Wurstwaren;

- *Carvon, Tabletten:* Durchfall und Blähungen;
- *Choleodoron, Tropfen:* Unterstützung von Leber und Galle beim Genuß ungewohnter Nahrungsmittel;
- *Weleda Kräuter-Abführtabletten:* Verstopfung (milde Wirkung, daher individuell zu dosieren).

Reisekrankheit, Übelkeit
- *Nausyn, Tabletten:* Reise- und Seekrankheit (Anwendung siehe oben);
- *Nux vomica D6, Globuli:* Übelkeit infolge Übermüdung, übermäßigem Alkoholgenuß usw.

Sonnenbrand und Sonnenstich
- *Apis D30, Globuli:* Sonnenstich;
- *Belladonna D6, Globuli:* Sonnenbrand;
- *Combudoron-Spray (äußerlich):* Sonnenbrand und Insektenstiche (rasch schmerzlindernd und kühlend);
- *Weleda Heilsalbe:* Hautwunden, Schürfungen, Schnittwunden.

Weleda Iris-Erfrischungstüchlein (ohne Alkohol).

Allgemeine Dosierungsangaben für einzunehmende Präparate
Weleda-Globuli eignen sich besonders gut für die Reiseapotheke, da sie in einem praktischen kleinen, stoßsicheren Dosierspender (à 4 g) verpackt sind. Dosierung für Erwachsene 3mal täglich 3-5 Kügelchen, für Kinder 3mal täglich 1-2 Kügelchen.

Von den *Tropfen* nehmen Erwachsene 3mal täglich 10-15 Tropfen, Kinder 3mal täglich 5 Tropfen.

Bei den *Tabletten* beträgt die Dosierung für Erwachsene 3mal täglich 2 Tabletten, für Kinder 3mal täglich 1 Tablette.

In eine Reiseapotheke gehört ferner eine *Erste-Hilfe-Ausrüstung*, enthaltend: Wunddesinfektionsmittel (*Merfen*), Wundschnellverband, Heftpflaster, Mullbinden, elastische Binde sowie Pinzette, Schere und Fieberthermometer.

Schwangerschaft und Stillzeit

Abort, drohender

Wichtig ist absolute Bettruhe. Nach Absprache mit dem Arzt macht man täglich 1-2 subcutane Injektionen, z.b. mit *Aurum D10, Ampullen* (in die Bauchdecke oder den Oberschenkel).

Schwangerschaft, Beschwerden während der

Blutarmut: *Ferrum pomatum D1, Dilution,* 3mal täglich 10 Tropfen vor den Hauptmahlzeiten, oder *Biodoron 150 mg, Kapseln,* 2mal täglich 1 Kapsel.

Ein altes Hausrezept: man steckt vier Nägel in einen Apfel, den man etwa 24 Stunden später essen will; die Nägel werden dann in den nächsten Apfel gesteckt, usw.

Eklampsie-Vorbeugung: Regelmäßige ärztliche Überwachung mit Urinkontrolle ist nötig. Bei Eiweißausscheidung oder Ödemen ist eine strenge salzlose Diät erforderlich.

Zum Einnehmen: *Ferrum sidereum D10 / Pankreas D3 aa, Pulver,* 3mal täglich 1 Messerspitze voll vor den Hauptmahlzeiten.

Entkalkung: *Weleda Aufbaukalk 1* (morgens) *und 2* (abends).

Erbrechen: *Nausyn,* 3- bis 4mal täglich 1 Tablette.

Erleichterung der Geburt: *Cuprum 0,4%, Salbe,* für Einreibungen am Damm, jeden Abend vom 7. oder 8. Monat an.

Zum Einnehmen: *Pulsatilla D6, Dilution,* 5 Tropfen morgens und abends ab 8. Monat.

Krampfadern, Venenstauungen: Die Beine, besonders die Unterschenkel, täglich 1- bis 2mal leicht einreiben mit *Venadoron Venen-Gel mit Kupfersalz.*

Bei nächtlichen Wadenkrämpfen zum Einnehmen: *Olivenit D6, Pulver,* abends 1 Messerspitze voll, eventuell auch mehrmals täglich.

Röteln während der Schwangerschaft: Tritt die Erkrankung im Frühstadium (vor dem 3. Monat) auf, so kann sie Mißbildungen beim Kind verursachen.

Im Hinblick auf eine spätere Schwangerschaft führt daher der anthroposophische Arzt bei einem Mädchen, das bis zum 16. Altersjahr nicht an Röteln erkrankt ist, auf Wunsch diese Schutzimpfung durch.

Schrunden der Brust: Vorbeugend ab dem 7. Monat die Brustwarzen 1mal täglich mit reinem *Zitronensaft* bepinseln.

Schwangerschaftsstreifen (Striae)-Vorbeugung: Intensive Hautpflege durch tägliches Einreiben der Bauchdecke mit *Weleda Massageöl mit Arnica.*

Verdauung: Eine milde Unterstützung gewährleistet *Weleda Cassis-Preiselbeer-Elixier* oder *Weleda Cassis-Preiselbeer-Ursaft (ohne Zuckerzusatz).* Das Tonicum kann mehrmals täglich eingenommen werden, verdünnt in Mineralwasser, Tee, Joghurt usw.

Zirkulationsstörungen: *Cuprum 0,4%, Salbe,* 2- bis 3mal wöchentlich abends die Beine leicht einreiben (herzwärts).

Stillzeit, Beschwerden während der

Das Neugeborene wird 2-3 Stunden nach der Geburt zum ersten Mal an die Brust gelegt. Beim Stillen sollte man nicht schematisch nach einem Stundenplan verfahren, sondern sich weitgehend nach den Bedürfnissen des Kindes richten, die es durch Schreien anzeigt. Das Wohlbefinden des Kindes ist hierbei wichtiger als die Angaben der Waage, die in der Regel die Mutter nur verunsichern. (Die dicksten Kinder sind nicht die gesündesten Kinder.)

Brustdrüsenentzündung: Empfehlenswert sind warme Kompressen, wechselweise mit *Weleda Calendula-Essenz* und *Weleda Arnica-Essenz,* jeweils 1 Suppenlöffel auf eine Schale Wasser.

Zum Einnehmen: *Quarz D12, Pulver,* 2mal täglich 1 Messerspitze voll.

Mit dem Stillen sollte so bald als möglich fortgefahren werden, da ein Unterbruch die Reizungen verstärkt.

Milchbildung: Zur Unterstützung trinkt die Mutter mehrmals täglich 1 Tasse *Weleda Stilltee (Species lactagogae).*
Es ist wichtig, daran zu denken, daß die Qualität der Ernährung der Mutter wesentlich die Gesundheit und das Wohlbefinden des Kindes beeinflußt. Ferner sollte während der Stillzeit die Mutter regelmäßig *Weleda Aufbaukalk 1 und 2* einnehmen.

Spannen der Brüste: Es empfehlen sich zart ausgeführte Einreibungen mit *Mercurius vivus naturalis D15, Salbe,* oder mit *Oleum lactagogum,* indem man von der Peripherie gegen die Brustwarzen zu massiert.

Schrunden: Vor jedem Stillen die Brust mit abgekochtem lauwarmem Wasser abwaschen, dem Wasser wird 1 Kaffeelöffel *Weleda Calendula-Essenz* zugesetzt. Anschließend *Stibium 0,4%, Salbe,* leicht einreiben. Der Gebrauch von Seifen wird besser unterlassen, da diese immer etwas alkalisch sind.

Ausführliche Darstellungen über die Zeit einer Schwangerschaft und die Stillzeit sowie über die frühe Kindheit finden sich in folgenden Büchern:
- Dr. med. W. zur Linden «Geburt und Kindheit», Verlag Vittorio Klostermann;
- Dres. med. W. Goebel und M. Glöckler «Kindersprechstunde», Verlag Urachhaus;
- Dr. med. M. Glöckler «Elternsprechstunde», Verlag Urachhaus.

Stoffwechsel-Erkrankungen

Gicht

Das heutzutage relativ häufige Auftreten dieser oft schwerwiegenden Erkrankung ist teilweise dem vermehrten Fleischkonsum zuzuschreiben. Es kommt zu verstärkter Bildung von Harnsäure und ihrer Ablagerung in den Gelenken, wo sie als kleine «Kristalle» Reizwirkungen ausübt und Entzündungen hervorruft.

Sowohl für eine gezielte Vorbeugung wie als Grundlage für eine eigentliche Therapie ist daher die Umstellung auf vorwiegend vegetarische Ernährung wichtig, in schweren Fällen auf eine ausschließlich vegetarische Diät. Alle den Organismus besonders belastenden Genußmittel wie Alkohol, Kaffee, Schwarztee, Schokolade usw. sind zu vermeiden.

Ein ausgezeichnetes Mittel zur Förderung der Ausscheidungen ist *Weleda Birken-Elixier* bzw. *Weleda Birkenherb (ohne Zucker);* man nimmt kurmäßig über längere Zeit 3- bis 5mal täglich 1-2 Kaffeelöffel voll in Mineralwasser oder Tee. Viel trinken!

Zum Einnehmen, eventuell zusätzlich zu einer ärztlich verordneten Medikation: *Mandragora comp., Dilution,* 3mal täglich 15-20 Tropfen vor den Mahlzeiten.

Die betroffenen Gelenke 2mal täglich mit *Mandragora 5%, Salbe,* einreiben, gut warmhalten.

Haarausfall

Falls frühzeitig, d.h. bereits im jugendlichen Alter, damit begonnen wird, kann Haarausfall bekämpft werden durch regelmäßiges sorgfältiges Einreiben der Kopfhaut mit Rosmarin-Essenz. Diese ist z.B. enthalten im *Weleda Haarwasser* sowie im *Weleda Kastanien-Haartonicum* (letzteres ist nur in Apotheken erhältlich).

Bei übermäßigem Haarausfall ohne erkennbare Ursache, der bereits bei Kindern vorkommen kann, zum Einnehmen: *Cuprum sulfuricum D4, Dilution,* morgens 5-10 Tropfen und *Quarz D20, Pulver,* abends 1 Messerspitze voll.

Ödeme

Ödeme sind Anschwellungen, die in den verschiedensten Regionen des Körpers auftreten können. Sie haben sehr unterschiedliche Ursachen und können nicht behandelt werden ohne genaue ärztliche Diagnose.

Schwitzen, übermäßiges

Zum Einnehmen: *Quarz D12, Pulver,* 1 Messerspitze voll morgens und abends über längere Zeit. Wenn keine Besserung eintritt, ist der Arzt aufzusuchen.

Bei übelriechendem Fußschweiß reibt man nach der Toilette die Füße mit *Weleda Fussbalsam* ein. Wichtig: keine synthetischen Textilien tragen, Lederschuhe sind von Vorteil. Strümpfe und Socken sollten in Essig- oder Zitronenwasser gespült werden.

Zuckerkrankheit (Diabetes)

Gegebenenfalls zur Ergänzung einer ärztlich verordneten Behandlung - im Einverständnis mit dem Arzt: *Phosphorus D6, Dilution,* 10 Tropfen morgens beim Erwachen, zusammen mit etwas *Honig* (Quantum von Erbsengröße). Diese Therapie befolgt man im Wechsel, d.h. nach 2 Wochen Medikation folgen 2 Wochen Pause.

Eine gute Wirkung haben Bäder mit einem Zusatz von Rosmarin, z.B. von *Weleda Rosmarin-Bademilch* (2-3 Schraubdeckel auf ein Vollbad; nicht abends baden).

Für diabetische Kinder empfehlen sich Bäder, denen ein Absud von *Nußbaumblättern* zugesetzt wurde.

Nie vergessen: nicht nur ein Übermaß an Süßigkeiten ist schädlich, sondern jede Maßlosigkeit in der Ernährung!

Unfälle, Notfälle

Hier werden Unfälle und Notfälle vor allem im Hinblick auf den Einsatz bestimmter natürlicher Heilmittel, die sich erfahrungsgemäß gut bewährt haben, behandelt (siehe auch unter *Verletzungen, Wundbehandlung*). Dennoch sind einige allgemeine Verhaltensmaßregeln nützlich zu kennen, damit im Notfall sofort richtig gehandelt werden kann, bis ärztliche Hilfe eintrifft.

Blutungen

Äußere Blutungen als Folge einer Verletzung:
a) Das Blut fließt langsam aus der Wunde; einen Druckverband anlegen. Siehe auch unter Wunden.
b) Das Blut strömt stoßweise (Arterienverletzung). Das verletzte Glied abschnüren (zwischen Wunde und Herzen); die Abschnürung jede Stunde während 1 Minute lockern. Falls das Anbringen einer Staubinde nicht möglich ist (Verletzung am Schädel, Hals, in der Leistengegend), wird die Arterie mit dem Daumen zusammengedrückt (von der Wunde aufwärts in Richtung Herz). Dies solange, bis Hilfe eintrifft.

Innere Blutungen: Sind daran zu erkennen, daß der Patient weiß wird; er ist so schnell als möglich ins Spital zu bringen! Wenn möglich, gibt man als erste Hilfe *Capsella Bursa-pastoris D1, Dilution,* 10 Tropfen.

Nasenbluten bei Jugendlichen: Zum Einnehmen: *Fluorit D12, Dilution,* 3mal täglich 10 Tropfen. Siehe auch unter *Hals-, Nasen-, Ohren-Erkrankungen*.

Erstickungsgefahr

Beheben der Ursache mit aller erforderlichen Vorsicht!

Bei einem in die Bronchien eingedrungenen Fremdkörper (häufig bei Kindern) hält man das Kind an den Füßen, den Kopf nach unten, und klopft ihm auf den Rücken. Etwas Pfeffer einatmen lassen, um Niesen auszulösen.

Fremdkörper

Augen: Siehe unter Augenerkrankungen, Fremdkörper im Auge.

Hals: Häufig sind Fischgräten schuld; man kann versuchen, sie mit Hilfe einer langen Pinzette zu entfernen (keine Schere verwenden). Falls dies nicht möglich ist, muß ein Spezialist für Hals-, Nasen- und Ohrenerkrankungen aufgesucht werden.

Haut: Der Fremdkörper wird unter Zuhilfenahme einer ausgeglühten Nadel entfernt; die Stelle vorher gut mit Alkohol reinigen. Anschließend macht man eine warme Komprese mit *Weleda Calendula-Essenz*, 1 Kaffeelöffel auf ein Glas warmes Wasser. Die Kompresse wird nach Bedarf erneuert. Bei Gefahr einer **Infektion** empfehlen sich lokale warme Bäder.

Luftröhre: Es sind dies Fremdkörper, die bei einem «Verschlucken» in die oberen Luftwege eindringen können. Der Betroffene hängt den Kopf nach unten (Kinder u.U. an den Füßen halten); man klopft ihm auf den Rücken. Etwas Pfeffer oder Puder einatmen lassen, um zum Niesen zu reizen.

Eine andere Methode: Man stellt sich hinter den Betroffenen, legt die Hände auf seinen Unterleib und drückt ihn von unten nach oben plötzlich brüsk zusammen, um einen heftigen Druck auf das Zwerchfell zu erzeugen. Bewirkt meist das Ausstoßen des Fremdkörpers.

Nase: Kein Instrument zu Hilfe zu nehmen! Etwas Pfeffer oder Puder einatmen lassen, um ein heftiges Niesen zu auszulösen.

Ohr: Niemals ein Instrument benützen! Man versuche eine Spülung mit lauwarmem Wasser mittels einer kleinen medizinischen Wasserpumpe aus Gummi. Falls es sich um ein Korn handelt (Getreide, Bohne), kein Wasser benützen, sondern erwärmtes Speiseöl.

Verdauungstrakt: Wenn es sich um ein nicht spitziges Objekt handelt, z.B. ein Geldstück, kann man auf die natürliche Ausscheidung warten.

Bei einem spitzigen Objekt (Nagel, Nadel, Sicherheitsnadel), kann man - wenn keine Schmerzen vorhanden sind - versuchen, die Ausscheidung zu erleichtern, indem man Spargelspitzen oder feuchtigkeitsaufsaugende Baumwolle in kleinen Flöckchen, getränkt mit etwas Konfitüre, schlucken läßt. Auf diese Weise wird der

Fremdkörper eingehüllt, wodurch die Gefahr einer Verletzung des Verdauungstraktes vermindert wird.
Bei Schmerzen unverzüglich den Arzt rufen!

Knochenbrüche

Vor dem Transport ins Spital das gebrochene Glied mit Hilfe einer geeigneten Schiene (Brettchen, festem Karton usw.) ruhig stellen.
Therapie zur Unterstützung des Heilungsprozesses: *Arnica D3 / Cepa D3 / Symphytum D3 aa, Dilution,* 3mal täglich 10 Tropfen während 3-4 Wochen.
Um die Neubildung des Gewebes zu unterstützen: *Weleda Aufbaukalk 1 und 2* (für die Einnahme siehe unter Zahnpflege, Zahnbildung). Fortfahren bis zur vollständigen Wiederherstellung.

Schlangenbiß

Möglichst ruhig Blut bewahren - Angst und Panik schaden dem Patienten.
Gegen die früher empfohlenen Maßnahmen (Aufschneiden, Aussaugen, Abbinden) besteht neuerdings Vorbehalt wegen allergischer Reaktionen, bedingt durch fremdes Eiweiß, ebenso gegen Schlangenserum wegen der schlechten Konservierungsmöglichkeit bei Temperaturen über 4° C.

Folgende Maßnahmen sind möglich:
- den Verletzten ruhen lassen; *Schwarztee* oder *Kaffee* anbieten, niemals aber Alkohol;
- die Wunde mit *Weleda Calendula-Essenz* reinigen (siehe unter Wunden);
- eine mit *Weleda Calendula-Essenz* befeuchtete Kompresse anbringen und mittels einer elastischen Binde einen leichten Druckverband anlegen;
- zum Einnehmen: *Spartium scoparium D3, Dilution,* 10 Tropfen jede halbe Stunde;
- wenn möglich, subcutane Injektion in Nähe der Wunde mit *Vipera Berus D12, Ampullen;*
- den Verwundeten möglichst schonend transportieren.

Um Schlangenbisse zu vermeiden, trägt man in fraglichen Gegenden Stiefel oder Schuhe mit hohen Schäften. Den Boden mit Stockschlägen bearbeiten, bevor man eine Arbeit (Pflanzensuchen, Erntearbeiten usw.) aufnimmt. Schlangen sind zwar taub, aber sehr empfindlich gegen Erdvibrationen. Schlangen unserer Gegenden sind nicht aggressiv und greifen nur an, wenn sie erschreckt werden.

Sonnenstich, Hitzschlag

Man macht kalte Kompressen auf den Kopf mit *Weleda Arnica-Essenz*, 1 Suppenlöffel auf eine Schüssel Wasser. Ferner Bäder unter Beifügung von 1-2 Suppenlöffeln *Weleda Arnica-Essenz;* die Temperatur des Bades soll um 2° C kühler sein als die rektal gemessene Körpertemperatur.

Zum Einnehmen: *Apis D30, Dilution,* stündlich 10 Tropfen bis zur Besserung.

Starrkrampf

Jede größere Wunde ist starrkrampfverdächtig; es gibt Gegenden, wo der Bazillus besonders häufig vorkommt.

Beim leisesten Verdacht umgehend den Arzt konsultieren!

Vergiftungen

Im Falle einer Vergiftung sofort das nächstgelegene **Tox-Zentrum** anrufen; die Telefon-Nummern für Notfälle sind:

Schweiz: 01 / 251 5151
   (Schweiz. Toxikologisches Informationszentrum) Zürich,
   Tel. 01 / 251 6666

Deutschland:
- Berlin: 030-3023022
   (Universitäts-Kinderklinik)
- Bonn: 0228-2870
   (Universitäts-Kinderklinik,
   «Informations-Zentrale gegen Vergiftungen»)

Soll man Erbrechen hervorrufen? Im allgemeinen nicht, denn damit riskiert man, besonders bei einem Bewußtlosen, daß der giftige Stoff (Säuren, Schaumstoffe) in die Bronchien gelangt. Bei einem ätzenden Stoff sollte der Mund mit viel Wasser gespült werden (schwierig bei einem Kleinkind).

Soll man Milch geben? *Nein*, denn die Fettstoffe der Milch könnten gewisse Giftstoffe auflösen und dadurch ihre Absorption beschleunigen.

Da Vergiftungen eine häufige Unfallursache bei Kindern sind, kann man nicht vorsichtig genug sein. Giftige Produkte für den Haushalt (z.B. Insektensprays usw.) sollten auf das unbedingt Notwendige beschränkt werden. Eine ausgezeichnete Hausapotheke kann man auch mit ungiftigen Medikamenten zusammenstellen. Auf jeden Fall müssen alle Mittel außer Reichweite einer Kinderhand aufbewahrt werden.

Verdauungssystem, Erkrankungen des

Apfelkur

Während sieben Tagen werden als einziges Nahrungsmittel ausschließlich Äpfel genossen. Die Äpfel müssen gesund sein und absolut frei von Spritzmitteln und ähnlichen Behandlungen. Dazu genügend trinken: leicht gesüßte Kräutertees, leichte Mineralwasser (jedoch keinen Kaffee und keinen Schwarztee).

Man ißt die Äpfel mit Vorteil roh, etwa vier oder sogar sechs pro Mahlzeit. Falls man der rohen Äpfel überdrüssig wird, kann man sie zwischendurch ersetzen durch leicht gesüßtes Apfelkompott.

Die Apfelkur besitzt gegenüber einer reinen Fastenkur den beachtlichen Vorteil, daß sie den Organismus vor der Gefahr einer Selbstvergiftung schützt, da die Verdauungsfunktionen und Ausscheidungsvorgänge unvermindert weiter gehen oder sogar verstärkt werden.

Appetitlosigkeit

Zum Einnehmen: *Gentiana lutea 5%, Dilution;* jeweils 15 Minuten vor den Mahlzeiten 5 Tropfen ohne Wasser direkt auf die Zunge nehmen.

Bei kleinen Kindern tritt Appetitlosigkeit sehr häufig nach Impfungen auf. Leidet ein Kind darunter, so soll die angebotene Nahrungsmenge auf das Minimum reduziert werden, um dadurch das Hungergefühl zu wecken. Dies ist jedoch nur möglich, wenn das Kind nicht zwischenhinein Kuchen oder Schokolade knabbern kann. Ein Kind zum Essen zwingen wollen, weckt bei ihm meist nur Ekelgefühle.

Bauchspeicheldrüse (Pankreas)

Zur Unterstützung ihrer Funktionen: *Basilicum comp.*, 3mal täglich vor den Mahlzeiten 10-15 Tropfen in ein wenig Wasser; Kinder nehmen je nach Alter 5-10 Tropfen.

Blähungen (Meteorismus)

Blähungen im Magen-Darm-Bereich sind eine häufige, unangenehme, ja schmerzhafte Erscheinung. Schuld sein kann zu hastiges Essen und schlechtes Kauen und/oder unregelmäßige Mahlzeiten. Man versuche vor allem, solche schlechten Gewohnheiten zu verbessern.
Bewährt haben sich folgende Präparate zum Einnehmen:
- *Anisum comp.*, *Dilution*, 3mal täglich 10 Tropfen nach den Hauptmahlzeiten;
- *Carbo Betulae D3*, *Pulver*, 3mal täglich 1 Messerspitze voll nach den Mahlzeiten oder
- *Carvon*, 1-2 Tabletten nach jeder Mahlzeit; in schwereren Fällen zusätzlich nach Bedarf bis stündlich 1 Tablette.

Zur Regulierung der gestörten Verdauungstätigkeit:
- *Digestodoron*, 15 Tropfen in etwas Wasser vor jeder Mahlzeit;
- *Choleodoron*, 15 Tropfen in etwas Wasser nach dem Essen.

Gut wirkt auch ein Tee aus einer Mischung, die zu gleichen Teilen aus *Kümmel-, Anis- und Fenchel-Früchten* besteht (1 Kaffeelöffel pro Tasse); man trinkt jeweils 1 Tasse etwa 1 Stunde nach dem Essen.

Sollte die angegebene Behandlung keinen Erfolg haben, so ist der Arzt aufzusuchen.

Beim Säugling: Obwohl es besonders beim kleinen Kind wichtig ist, daß auf seine zeitlichen Bedürfnisse Rücksicht genommen wird, sollte bei ständigen starken Blähungen dennoch versucht werden, die Nahrungsaufnahme zu rhythmisieren, indem die Brust oder Flasche regelmäßig alle 4 Stunden angeboten wird.

Zum Einnehmen: *Anisum comp.*, *Dilution*, 2-3 Tropfen in etwas Tee oder Wasser nach jedem Stillen.

Für leichte Einreibungen des Oberbauchs zwischen Nabel und Brustbein: *Cuprum 0,1% / Tabacum 1%, Salbe;* 2mal täglich. In der Richtung des Uhrzeigers massieren.

Bläschen auf den Lippen

Herpes ist meistens ein Anzeichen für latente Verdauungsstörungen oder für den Beginn einer Grippe. Die Ernährung muß in bezug auf eine Verstopfung überwacht werden.

Man macht warme Kompressen auf die Lippen mit *Combudoron-Konzentrat* (mit abgekochtem Wasser verdünnt im Verhältnis 1:10) oder bestreicht die Lippen mit *Combudoron-Salbe*.

Blinddarmentzündung

Unverzüglich den Arzt rufen! Diese Erkrankung gehört nicht in die Selbstmedikation. Sie ist zu erkennen am unvermittelten Auftreten von kolikartigen Bauchschmerzen (meist in der Magengegend beginnend, erst nach Stunden im rechten Unterbauch), begleitet von Übelkeit und Erbrechen, belegter Zunge, Fieber. Ein älterer Patient weist u.U. nur geringe Symptome auf.

Bis zum Eintreffen des Arztes können Einreibungen der Knie gemacht werden (vor allem auf der Vorderseite) mit *Cuprum 0,4%, Salbe*. Keine Bäder, keine heißen Kompressen, keine Baucheinreibungen, keine Abführmittel!

Bruch, eingeklemmter

Bettruhe und warme Kompressen. Nicht versuchen, den Bruch gewaltsam zurückzudrängen, ein sanftes und geduldiges Vorgehen ist wirkungsvoller. Falls der Bruch nicht wieder zurücktritt, muß innerhalb von 24 Stunden operiert werden, da sonst die Gefahr eines Brandes besteht.

Durchfall (Diarrhoe)

Beim Säugling: Wegen der Gefahr einer schnellen Austrocknung des kleinen Körpers kann Durchfall sehr gefährlich werden; daher ist es nötig, die Milch durch folgende Mittel zu ersetzen:
- *Kamillentee,* ungezuckert oder nur sehr leicht gezuckert;
- *Reiswasser:* man bringt 3 Suppenlöffel unbehandelten Reis in 1 Liter Wasser zum Kochen. Absieben und die durch den Kochvorgang verlorene Menge Wasser auf den vollen Liter ergänzen;
- *Karottensuppe:* man kocht während 2 Stunden 500 g gesunde Karotten in 1 Liter leicht gesalzenem Wasser. Absieben mittels feinem Sieb und das verkochte Wasser ergänzen.

- *Geraffelte Äpfel:* Für kräftige ältere Säuglinge (über 3 Monate) geeignet. Die Schale mitraffeln, wenn man sicher ist, daß die Äpfel gesund und frei von Spritzmitteln sind. Man gibt die Äpfel mit dem Löffel anstelle der täglichen fünf Mahlzeiten, 1-2 Äpfel pro Mahlzeit.

Medikation: *Arsenicum album D6, Dilution,* 3mal täglich 10 Tropfen in etwas Wasser. Ferner *Argentum 0,1%, Salbe,* für sanfte Einreibungen des Bauches 2mal täglich. (Falls man kein Arsenicum zur Verfügung hat, kann man auch Kaffeekohle geben, Zubereitung siehe unten, 3mal täglich ein Quantum von Erbsengröße.)

Während 48 Stunden ist obige Diät unbedingt einzuhalten; dann kann man sehr vorsichtig wieder mit der normalen Ernährung beginnen, indem man die oben angegebenen Zubereitungen zuerst durch etwas Brei und später durch Milch ersetzt.

Beim größeren Kind und beim Erwachsenen: Der Patient wird auf Diät gesetzt. Man gibt 3mal täglich 1 Kaffeelöffel *Kaffeekohle,* eventuell gemischt mit etwas Konfitüre oder Gelee, um die Einnahme zu erleichtern. Kaffeekohle kann man nach folgendem Rezept selbst zubereiten (je frischer sie ist, umso wirksamer ist sie): Man gibt eine kleine Handvoll Kaffeebohnen in eine kleine Pfanne und erwärmt sie unter ständigem Rühren. Die Kohle ist fertig, wenn die Rauchentwicklung aufhört (nach ca. 15-20 Minuten). Erkalten lassen und zermahlen.

Weitere Heilmittel sind *Levico D3, Dilution,* oder *Veratrum album D4, Dilution;* man gibt 3mal täglich 10 Tropfen.

Gallensteine

Es kann vorkommen, daß überhaupt keine Symptome vorhanden sind; in der Regel verursachen Gallensteine jedoch Koliken. Bei einem Anfall macht man im Bereich der Leber lokale warme Kompressen mit *Oxalis 20%, äußerliche Flüssigkeit* (außer bei Fieber). Die Kompresse wird mittels Gummibettflasche warm gehalten.

Diätetische Maßnahmen: Man vermeide heißes Fett sowie industriell hergestellte fette Nahrungsmittel, die Wärmeprozessen unterworfen wurden, somit die meisten sogenannten Tafelöle. Am besten ist kaltgepreßtes Olivenöl und reine, nicht pasteurisierte Butter. Etwas rohe Milch oder roher Rahm, nicht pasteurisiert, ist erlaubt, falls der Patient es verträgt.

Langzeittherapie: Nicht operieren, ohne zuvor folgende medikamentöse Behandlung versucht zu haben: Man nimmt 3mal täglich, jeweils nach den Hauptmahlzeiten, *Choleodoron,* 10-15 Tropfen in ½ Glas warmem Wasser oder Tee. Diese Therapie wird, wenn möglich, drei Jahre lang regelmäßig durchgeführt, jeweils mit einer Pause von 14 Tagen nach Aufbrauch einer Flasche à 100 ml. (Ein zu langer Unterbruch könnte ein Wiederauftreten der Schmerzanfälle bewirken.)

Im akuten Fall: Nach Absprache mit dem Arzt macht man stündlich 1 subcutane Injektion im schmerzhaften Bereich mit *Belladonna D3 / Oxalis D3 aa, Ampullen.*

Gelbsucht - siehe unter Leberentzündung.

Juckreiz am Darmausgang, Afterjucken

Die Ursachen abklären: Darmwürmer, Risse, Rhagaden. Warme Waschungen im Bereich des Afters, gefolgt von Einreibungen mit *Aurum D5, Salbe.* - Siehe auch unter Herz-Kreislauf, Hämorrhoiden.

Leberbeschwerden, allgemeine

Die Leber ist ein sehr interessantes Organ, das sich u.a. ständig darum bemüht, Ernährungsfehler auszugleichen. Oftmals übersteigen aber die schädigenden Auswirkungen der verfälschten Nahrungsmittel ihre Kraft; Störungen der Leberfunktionen sind daher weit verbreitet. Somit sollte vor allem nach möglichst hochwertigen Nahrungsmitteln gestrebt werden, was notwendigerweise qualitativ hochstehende Anbaumethoden sowie ein entsprechendes Verantwortungsgefühl bei den für die Verteilung Zuständigen voraussetzt.

Falls Sie einen Garten besitzen, können Sie sich mit der biologisch-dynamischen Anbauweise selbst hochwertiges Gemüse ziehen. Im Buchhandel finden Sie einschlägige Literatur darüber.

Bei jeder Leberstörung bzw. -erkrankung empfiehlt sich vor allem eine Schonkost, u.U. auch Fasten. Immer zulässig sind Tees aus geeigneten Kräutern; nachstehende Teemischung hat sich bei Lebererkrankungen gut bewährt:

Achillea millefolium, Herba, 4 Teile / *Angelica archangel., Radix,* 2 Teile / *Carum carvi, Fruc.,* 1 Teil / *Gentiana lutea, Fol.,* 5 Teile / *Petroselinum crispum, Radix,* 4 Teile / *Trifolium album, Flos,* 4 Teile. Man trinkt den Tee vor allem nach den Mahlzeiten.

Geeignet zur therapeutischen Unterstützung der Leber sind auch folgende Basismittel:
- *Hepatodoron,* 3mal täglich 1 Tablette vor den Hauptmahlzeiten, und/oder
- *Carduus Marianus D1 / Chelidonium D1 / Digestodoron / Onopordon, Folium D1 / Taraxacum D1 / Urtica dioica D1 aa, Dilution;* 3mal täglich 10 Tropfen vor den Hauptmahlzeiten.

Leberentzündung (Hepatitis), katarrhalische Gelbsucht

Erfordert unbedingt ärztliche Behandlung, wie dies bei jeder schwereren Leber- oder Gallenerkrankung der Fall ist. Daher können hier nur allgemeine Empfehlungen zur Unterstützung der Leber- und Gallenfunktionen im weiteren Verlauf einer Therapie gemacht werden (alle Maßnahmen sind mit dem Arzt abzusprechen).

Für eine Leberentzündung sind folgende Symptome auffällig: Abneigung gegen bestimmte Nahrungsmittel (vor allem Fettes), gelbliche Haut (man untersuche bei natürlichem Licht das Weiße der Augen), abnorme Müdigkeit, ein meist nur mäßiges Fieber. Später kann Juckreiz auftreten.

Während 6-10 Tagen ist jegliche Nahrungsmittelaufnahme zu unterlassen, lediglich die unter Leberbeschwerden empfohlene Teemischung ist zulässig. Zum Einnehmen empfiehlt sich außerdem: *Choleodoron,* 3mal täglich 10 Tropfen in ½ Glas warmem Wasser oder Tee.

Günstig wirken warme Kompressen im Bereich der Leber, 3mal täglich, wozu *Tausendgüldenkrauttee* verwendet wird. Die Kompressen werden mittels Gummibettflasche warm gehalten. Warme Bäder helfen gegen Juckreiz.

Die gewohnte Ernährung darf erst wieder aufgenommen werden, wenn der Stuhl die normale Färbung wieder angenommen hat. Man beginnt allmählich, zuerst mit Schonkost. Fette Nahrungsmittel, Fleisch und Eier usw. dürfen erst nach vollständiger Ausheilung und nur in kleinen Mengen genossen werden.

Bei der Aufnahme der normalen Ernährung gibt man gleichzeitig zur Unterstützung der Leber:
- *Carduus Marianus D1, Dilution,* 3mal täglich 10 Tropfen vor den Hauptmahlzeiten, sowie noch über längere Zeit;
- *Choleodoron,* 3mal täglich 10 Tropfen nach den Hauptmahlzeiten.

Magenbeschwerden

Erbrechen
- nach schweren oder unverträglichen Speisen: *Weleda Amara-Tropfen,* 10-15 Tropfen in wenig Wasser (bei Bedarf wiederholen);
- bei nervlicher Anspannung und Überlastung: *Nux vomica D6, Dilution,* halbstündlich 5 Tropfen auf die Zunge geben bis zur Besserung.

Magenblutung: Bettruhe - den Arzt rufen. Inzwischen Eisbeutel auf die Magengegend. Auf jeden Fall soll der Transport ins Spital mit untauglichen Fahrzeugen unterbleiben, da die Erschütterung die Blutung gefährlich verstärken könnte.

Zum Einnehmen: *Capsella Bursa-pastoris D3, Dilution,* 15 Tropfen, bei Bedarf stündlich wiederholen.

Wenn möglich, macht man alle 1-2 Stunden 1 subcutane Injektion mit *Marmor D6 / Stibium D6 aa, Ampullen.* Dies ist besonders angezeigt bei einem Bluter.

Magenschleimhautentzündung (Gastritis): Vor jeder medikamentösen Therapie ist darauf zu achten, daß die Mahlzeiten regelmäßig und in Ruhe eingenommen werden und vor allem, daß gründlich gekaut wird. Spannungen im seelischen Bereich haben häufig einen entscheidenden Einfluß auf die Verdauungsvorgänge und sollten daher möglichst nicht verdrängt, sondern ausgeglichen werden.

Für eine Therapie haben sich folgende drei Präparate gut bewährt, von welchen eines - eventuell nach Absprache mit dem Arzt - über längere Zeit eingenommen wird, auch nach dem Abklingen der Symptome noch mindestens 2 Monate lang. Die Einnahme geschieht 3mal täglich vor den Mahlzeiten, jeweils 1 Messerspitze voll:
- *Pulvis stomachicus cum Belladonna, Pulver;*
- *Aurum D10 / Stibium D8 aa, Pulver;*
- *Tartarus stibiatus D4, Pulver.*

Eine Magenschleimhautentzündung äußert sich häufig als Reizmagen, verbunden mit Sodbrennen oder Völlegefühl (siehe dort).

Reizmagen: Wenn die Beschwerden andauern, ist eine ärztliche Untersuchung nötig. Zur Umstimmung nimmt man über längere Zeit:
- *Nux vomica D6, Dilution,* 3mal täglich 10 Tropfen vor den Hauptmahlzeiten.

Sodbrennen, Magenübersäuerung, saures Aufstoßen: Bei andauernden Beschwerden ist eine ärztliche Diagnosestellung notwendig. Bewährt hat sich folgendes Präparat:
- *Gentiana lutea 5%, Dilution,* 5 Tropfen ohne Wasser direkt auf die Zunge nehmen, jeweils 5 Minuten vor den Mahlzeiten.

Völlegefühl, erschwerte Verdauung: Zum Einnehmen:
- *Weleda Amara-Tropfen,* jeweils 15 Tropfen nach dem Essen;
sowie zusätzlich zur Regulierung der Magen-Darmtätigkeit:
- *Digestodoron,* 10-20 Tropfen vor den Hauptmahlzeiten.

Mundschleimhautentzündung

Warme Mundspülungen mit *Weleda Calendula-Essenz,* 1 Kaffeelöffel auf 1 Glas Wasser. Die Bläschen mit reinem Zitronensaft betupfen (etwas schmerzhaft, aber wirksam).

Bestäuben der Bläschen mit *Weleda Bolus-Gurgelpulver;* abwechselnd alle 2 Stunden mit der Einnahme von *Mercurius cyanatus D4, Dilution,* 10 Tropfen in etwas Wasser. Jedes Medikament kommt somit alle 4 Stunden zur Anwendung.

Soorpilz (Mundschwämmchen) beim Säugling: Bestäuben mit *Weleda Bolus-Gurgelpulver* alle 2 Stunden; abwechselnd zweistündlich mit der Verabreichung von *Mercurius cyanatus D4, Dilution,* 4 Tropfen in etwas Wasser.

Schluckauf

Tief einatmen, Atem anhalten und Kopf zurückbeugen.

Bewährte Heilmittel zum Einnehmen: *Belladonna D4, Dilution,* und *Hyoscyamus D4, Dilution;* 3mal täglich 10 Tropfen; jeweils über längere Zeit.

Verstopfung (Obstipation), Verdauungsregelung

Es ist eine Tatsache, daß Verstopfung meistens die Folge ist einer fehlerhaften Ernährung. Auch schlechte Gewohnheiten, z.b. eine unregelmäßige Lebensführung, können die Ursache sein, ebenso wie ein fortgesetzter falscher Gebrauch von Abführmitteln.

Milde, aber regelmäßige Maßnahmen, an aufeinanderfolgenden Abenden durchgeführt, sind besser als starke Dosen, denn es ist weniger wichtig, daß der Darm vollständig entleert wird, als daß der normale Rhythmus beim Stuhlgang wieder hergestellt wird. Bei Neigung zu Verstopfung sollte man sich an einen möglichst regelmäßigen Stuhlgang zur stets gleichen Tagesstunde gewöhnen.

Hilfreich sind leichte Bauchmassagen (im Sinne des Uhrzeigers) mit *Cuprum 0,4%, Salbe,* oder mit *Oxalis 10%, Salbe.* Dies ist vor allem bei krampfhafter Verstopfung zu empfehlen.

Ein aus 1 kg Dörrpflaumen und 500 g getrockneten Feigen selbst zubereitetes Präparat besitzt eine günstige Wirkung. Die Dörrpflaumen entsteinen, mit den Feigen mischen und das Ganze fein hacken; der Masse gibt man die Form einer «Wurst». Davon jeden Abend eine Scheibe abschneiden - dies erlaubt eine genaue Dosierung. Im Kühlschrank aufbewahren.

Würmer

Kur mit rohen Karotten oder Heidelbeeren.

Zum Einnehmen: *Abrotanum D2 / Cina D3 aa, Dilution,* 10 Tropfen beim Aufstehen, und *Cuprum sulfuricum D4 / Membrana Sinus frontalis D4, Dilution,* 10 Tropfen beim Schlafengehen.

Abends macht man warme Waschungen des Afters, abtrocknen und bepudern mit *Wecesin Wundstreupuder.* Hände und Fingernägel müssen stets sauber sein.

Bei einem Bandwurm bedarf der Patient ärztlicher Behandlung.

Verletzungen, Wundbehandlung

Frostbeulen

Salbenverband mit *Abrotanum 10%, Salbe;* dick auftragen und mit einem Verband bedecken. Gut in ein wollenes Tuch einhüllen, damit das Glied über längere Zeit warm gehalten wird.

Insektenstiche

Sofort mit *Combudoron-Spray* befeuchten; dies in regelmäßigen Abständen wiederholen bis zum Abklingen der Beschwerden. Oder Kompressen auflegen mit verdünntem *Combudoron-Konzentrat* (Verdünnung 1:10), die feucht gehalten werden müssen bis zum Abklingen der Beschwerden.

Falls Neigung besteht zu stärkeren Schwellungen, nimmt man *Apis D30, Dilution*, 10 Tropfen; eventuell nach 1 Stunde wiederholen.

Bei Symptomen wie Übelkeit, Atemnot, Schockzustand ist ärztliche Hilfe in Anspruch zu nehmen.

Quetschungen

Bestens bewährt hat sich *Weleda Arnica-Essenz* für Kompressen: Man gibt einige Tropfen auf einen Lappen aus reiner Wolle (Arnika und Wolle zusammen haben eine vorzügliche Wirkung) und beläßt diesen über längere Zeit auf der verletzten Stelle.

Zum Einnehmen: *Arnica D4, Dilution,* 3mal täglich 10 Tropfen.

Sonnenbrand

Bei den ersten Anzeichen die betroffenen Stellen kurz mit *Combudoron-Spray* besprühen; in halbstündlichem Abstand wiederholen, bis die Entzündungserscheinungen abgeklungen sind.

Verbrennungen

Keine fettenden Substanzen verwenden!

Die Brandwunde sofort mit *Combudoron-Spray* befeuchten, dann mit einer befeuchteten Gazekompresse belegen. Diese wird - ohne sie abzunehmen - weiterhin feucht gehalten, d.h. sie wird anfänglich alle 10-30 Minuten, später alle 3-6 Stunden erneut ausgiebig mit Combudoron-Spray getränkt.

Bei einer Behandlung mit *Combudoron-Konzentrat* wird das Präparat mit der 9fachen Menge abgekochtem Wasser (z.B. 1 Kaffeelöffel auf 9 Kaffeelöffel Wasser) verdünnt. Die Kompresse wird während längerer Zeit (1-5 Tage) auf der Wunde belassen. Um sie feucht zu halten, bedeckt man sie mit einem in die gleiche Lösung getauchten Baumwolltuch, das ständig ausreichend benetzt wird.

Wenn sich auf der Wunde neues Gewebe gebildet hat, was je nach Schwere der Verbrennung nach 1-5 Tagen der Fall ist, wird die Kompresse vorsichtig entfernt und ein Salbenverband angelegt. Dazu verwendet man *Combudoron-Salbe*.

Bei kleineren Verbrennungen genügt es, die Kompresse nur während einigen Stunden zu belassen. Man kann auch direkt den Salbenverband anbringen, seine schmerzlindernde Wirkung ist jedoch geringer.

Bei dieser Behandlung werden die Schmerzen schon nach kurzer Zeit gelindert, die Heilung wird wirksam unterstützt, und bleibende Hautschäden (Keloidbildung) werden vermieden.

Bei schweren Verbrennungen ist obige Behandlung unerläßlich. Auch wenn die Kompressen nur bis zum Eintreffen im Spital zur Anwendung gelangen, bewirken sie eine spürbare Schmerzlinderung und fördern die spätere Heilung.

Bei Verbrennungen am Auge gelangt *Combudoron-Konzentrat* im Verhältnis 1:20 verdünnt zur Anwendung als Kompresse auf die geschlossenen Augenlider.

Verstauchungen

Das verletzte Gelenk wird mit einem Lappen aus Wolle oder Flanell bedeckt, der mit *Weleda Arnica-Essenz* benetzt wurde, dann sofort fest eingebunden. Auch ein Salbenverband mit *Weleda Arnica-Salbe* leistet gute Dienste.

Um die Nachwirkungen einer Verstauchung zu lindern, gibt man *Fluorit D6, Pulver,* 3mal täglich 1 Messerspitze voll.

Ebenfalls zu empfehlen: *Arnica D3 / Cepa D3 / Symphytum D3 aa, Dilution,* 3- bis 4mal täglich 10 Tropfen über längere Zeit.

Wundbehandlung

Mit verdünnter *Weleda Calendula-Essenz* (1 Kaffeelöffel auf 1 Glas Wasser, wenn möglich abgekochtes) die Wunde sorgfältig auswaschen. Dann eine Kompresse, die mit der gleichen Lösung getränkt wurde, auflegen und längere Zeit auf der Wunde belassen.

Falls die Wundränder glatt sind (z.B. Schnittwunden), sollte man sie möglichst nahe aneinanderfügen und mit einem sauberen Klebband zusammenhalten, um das Anbringen von Agraffen oder Nähen zu vermeiden. Die Wunde muß trocken sein, da das Band sonst nicht hält; in diesem Fall bringt man die Calendula-Kompresse über dem Verband an.

Einige Tage warten, bevor der Verband vorsichtig entfernt wird. Dieses Vorgehen führt zu einer guten Heilung ohne wulstige Narben oder Keloidbildung, was vor allem bei Gesichtswunden wichtig ist.

Bei Infektion oder Zellgewebsentzündung: Kompresse oder lokales Bad, so heiß wie möglich, mit *Weleda Calendula-Essenz;* 1 Suppenlöffel auf 1 Schale heißes Wasser.

Bei Fieber: Nach Absprache mit dem Arzt zum Einnehmen: *Apis D3 / Belladonna D3, Dilution,* 10 Tropfen, abwechselnd mit *Carbo Betulae 5% / Sulfur 1%, Tabletten,* 1 Tablette. Die Präparate werden somit wechselweise alle 2 Stunden eingenommen (jedes Medikament alle 4 Stunden).

Zahnpflege

Regelmäßiges Putzen (auch nach den Mahlzeiten) unter Verwendung einer mittelharten Bürste und einer natürlichen Zahncrème, z.b. *Weleda Ratanhia-Zahncrème, Weleda Sole-Zahncrème* oder *Weleda Pflanzen-Zahncrème* (letztere ist besonders für kleinere Kinder geeignet, da diese öfters die Zahncrème auch schlucken). Das Zähneputzen dient nicht nur der Zahnreinigung, auch die Blutzirkulation des Zahnfleischs wird dadurch angeregt.
Weißen Zucker, Weißbrot usw. möglichst vermeiden. Wie heute allgemein bekannt ist, leisten vollwertige Nahrungsmittel einen wichtigen Beitrag zur Vermeidung von Karies.

Zahnbildung, Störungen - siehe auch unter Kinderkrankheiten.

Empfehlenswert ist in jedem Fall, vor allem für kleinere Kinder, die regelmäßige Einnahme von *Weleda Aufbaukalk 1 und 2* (No 1 wird morgens, No 2 abends eingenommen) vom Oktober bis Juli, mit einer Pause von 2 Wochen nach Aufbrauch einer Packung.
   Zu große Zähne, brüchiger Zahnschmelz: Zum Einnehmen: *Fluorit D6, Pulver,* 3mal täglich 1 Messerspitze voll während 4 Wochen, dann *Weleda Aufbaukalk 1 und 2* während 4 Wochen; anschließend 3 Wochen Pause und die Kur wiederholen.
   Zu kleine Zähne: Zum Einnehmen: *Magnesit D6, Pulver,* 3mal täglich 1 Messerspitze voll während 4 Wochen, dann *Weleda Aufbaukalk 1 und 2* während 4 Wochen; anschließend 3 Wochen Pause und die Kur wiederholen.

Zahnen, erschwertes - siehe unter Kinderkrankheiten.

Zahnextraktion

Bewährt hat sich nachstehendes Präparat: *Arnica D3 / Cepa D3 / Symphytum D3 aa, Dilution*. Man beginnt mit der Einnahme - jeweils 10 Tropfen vor den drei Hauptmahlzeiten - am Tag vor der Extraktion und fährt damit fort während 3-4 Tagen nach der Extraktion.

Nach der Extraktion macht man Mundspülungen mit *Weleda Calendula-Essenz*, 1 Kaffeelöffel auf 1 Glas lauwarmes Wasser.

Gegen Blutungen: *Capsella Bursa-pastoris D1, Dilution*, oder *China D4, Dilution;* jede halbe Stunde 10 Tropfen.

Zahnschmerzen

So bald als möglich den Zahnarzt aufsuchen; Schmerzmittel nach Möglichkeit vermeiden.

Hilfreich sind warme Mundbäder sowie warme Kompressen auf die schmerzende Wange mit *Weleda Calendula-Essenz* oder mit *Berberis / Prunus, äußerliche Flüssigkeit;* jeweils 1 Kaffeelöffel auf 1 Glas warmes Wasser. Wirksam ist auch eine auf die Wange aufgelegte *Zwiebelscheibe*.

Zum Einnehmen: *Belladonna D6, Dilution*, 10 Tropfen (wirkt häufig schlagartig).

Zahnschmerzen, neuralgische

Häufig nach Erkältungen; sie äußern sich meist als ziehende Schmerzen an einzelnen Zähnen oder auch im ganzen Mundraum. Wohltuend ist die lokale Anwendung von *Weleda Melissengeist*. Man gibt einige Tropfen Melissengeist auf den Finger und reibt damit das Zahnfleisch um die schmerzenden Zähne ein sowie äußerlich die betroffene Gesichtshälfte. Warmhalten!

Handelt es sich um überempfindliche Zahnhälse, nimmt man *Kieserit D20, Dilution*, 2mal täglich 10 Tropfen vor den Mahlzeiten.

Bei Trigeminus-Neuralgien wird äußerlich *Aconitum Napellus 5%, Öl*, eingerieben. - Siehe auch unter Nervenentzündung, Neuralgien.

INDIKATIONEN - VERZEICHNIS

	Seiten		Seiten
Abort, drohender	179	Bindehautentzündung	124
Abszesse	143	- allergische	123
Afterjucken	193	Blähungen	190
Akkomodationsschwäche		Bläschen auf den Lippen	190
der Augen	123	Blasenentzündung	173
Akne	143	Blasenschwäche	173
Allergien	113	Blinddarmentzündung	191
Altersbeschwerden	116	Blut im Harn	174
Angina	140	Blutarmut	
Angstzustände	170	- beim Kind	155
- beim Kind	161	- in der Schwangerschaft	179
Apfelkur	189	Blutdruck, zu hoher	147
Appetitlosigkeit	189	Blutdruck, zu niedriger	148
- beim älteren Menschen	117	Blutspucken	120
- beim Kind	153	Blutungen	
Arme, nächtliche Schmerzen	126	- außerhalb der Regel	136
Arteriosklerose	117	- bei Verletzungen	184
Arthritis	126	Bronchitis	121, 129
Arthrose	126	Bruch, eingeklemmter	191
Asthma	120	Brustdrüsenentzündung	180
Atemwege	120	Brustfellentzündung	130
Atrophie der			
Mundschleimhäute	117	Depression, nervöse	170
Aufstoßen, saures	196	Diabetes	183
Augenerkrankungen	122	Diarrhoe	191
Ausfluß	138	Dickdarmblähungen	190
		Diphtherie	140
Bandwurm (Würmer)	197	Drehschwindel	150
Bauchspeicheldrüse	189	Durchfall	191
Beklemmung	170		
Bettnässen	154	Eklampsie-Vorbeugung	179
Bewegungsdrang	155	Ekzeme	144
Bewegungsorgane	126	Entkalkung	179
Bewußtlosigkeit	150	Epilepsie	171

203

	Seiten		Seiten
Erbrechen	195	Hämorrhoiden	149
- in der Schwangerschaft	179	Hauterkrankungen	143
Erkältungskrankheiten	129	Hautrisse	146
Erleichterung der Geburt	179	Heiserkeit	139
Erregung beim Kind	155	Hepatitis	194
Erschöpfung	135	Herpes	145
- beim Kind	156	Herz - Kreislauf	147
Erstickungsgefahr	184	Herzbeschwerden, nervöse	150
		Herzjagen	150
Fieber	130, 156	Herzklopfen	149
Fieberbläschen	145	Heuschnupfen	114
Fluor albus	138	Hexenschuß	127
Frauenkrankheiten	136	Hitzschlag	187
Fremdkörper	185	Hühneraugen	146
- im Auge	124	Husten	133
Frostbeulen	198	Hyperaktivität beim Kind	155
Furunkel	145	Hypertonie	147
Füße, kalte	148	Hypotonie	148
Fußschweiß	183	Hysterie	171
Gallensteine	192	Impetigo	156
Gastritis	195	Impfen	156
Gebärmutterentzündung	136	Insektenstiche	198
Gehirnhautentzündung	166	Ischias	127
Gehirnschlag	148		
Gelbsucht	194	Juckreiz	
Gelenkrheumatismus, akuter	127	- am Darmausgang	193
Gerstenkorn	124	- bei Ekzem	144
Gicht	182	- bei Leberentzündung	194
Grauer Star	125	- in der Scheide	136
Grind	156		
Grippe	133	Katarakt	125
Gürtelrose	145	Kehlkopfentzündung	139
		Keuchhusten	157
Haarausfall	182	Kinderkrankheiten	152
Hals - Nasen - Ohren	139	Kinderlähmung	159
Hals, steifer	127	Klimakterium	137
Halsschmerzen	139, 140	Knochenbrüche	186

	Seiten
Kolik beim Kind	159
Konzentrationsschwäche beim Kind	160
Kopfschmerz	166
Krampfadern	149, 179
Krebs	168
Kreislauf	147
Krupp	139
Lampenfieber	172
Laryngitis	139
Leberbeschwerden	193
Leberentzündung	194
Lumbago	127
Lungenentzündung	133
Magenbeschwerden	195
Magenblähungen	190
Magenblutung	195
Magenschleimhautentzündung	195
Magenübersäuerung	196
Mandelentzündung	140
Masern	160
Ménière-Syndrom	150
Menstruationsstörungen	137
Meteorismus	190
Metritis	136
Migräne	166
Milchbildung	181
Milchschorf	160
Monatsblutung	137
Mumps	161
Mundschleimhautentzündung	196
Muskelkrämpfe, -schmerzen	128
Muskelriß	128

	Seiten
Nächtliche Angstzustände	161
Nasenbluten	141
Nebenhöhlenentzündung	141
Nebenwirkungen beim Impfen	156
Nervenentzündung	169
Nervliche Erkrankungen	170
Nervöse Herzbeschwerden	150
Nesselausschlag	115
Neuralgie	169
Neuritis	169
Nieren - Blase	173
Nierenbeckenentzündung	174
Nierenentzündung	174
Nierensteine	175
Notfälle	184
Obstipation	197
Ödeme	183
Ohnmacht	150
Ohrenentzündung	142
Pankreas	189
Pilzinfektion	145
Prämenstruelles Syndrom	137
Quetschungen	198
Rachenkatarrh	139, 140
Rachitis-Vorbeugung	161
Reiseapotheke	176
Reisekrankheit	176
Reizblase	175
Reizmagen	196
Rekonvaleszenz	135
Rheuma	118, 128
Röteln	162
- in der Schwangerschaft	180

	Seiten		Seiten
Scharlach	163	Übelkeit	151
Schlafstörungen	172	Unfälle	184
- im Alter	118	Unruhe	
- beim Kind	163	- beim älteren Menschen	118
Schlafwandeln	161	- beim Kind	163
Schlaganfall	148		
Schlangenbiß	186	Venenstauungen	179
Schluckauf	196	Verbrennungen	199
Schmerzen	177	Verdauungssystem	189
Schnupfen	134	Verdauungsregelung	180, 197
Schockerlebnis	172	Vergiftungen	187
Schrunden	146	Verletzungen	198
- der Brust	180, 181	Verstauchungen	199
Schwangerschaft	179	Verstopfung	197
Schwangerschaftsstreifen	180	Völlegefühl	196
Schwindel	150, 176		
Schwitzen, übermäßiges	183	Wallungen	137
Seekrankheit	176	Wechseljahre	137
Seelische Erkrankungen	170	Weißfluß	138
Sinusitis	141	Windpocken	164
Sodbrennen	196	Wundbehandlung	200
Sonnenbrand	198	Würmer	197
Sonnenstich	187		
Soorpilz	196	Zahnbildung	164, 201
Spannen der Brüste	181	Zahnen, erschwertes	165
Star, grauer	125	Zahnextraktion	202
Starrkrampf	187	Zahnpflege	201
Stillzeit	180	Zahnschmerzen	202
Stoffwechsel-Erkrankungen	182	- neuralgische	202
Striae	180	Zirkulationsstörungen während der Schwangerschaft	180
Tachykardie	150	Zuckerkrankheit	183
Trockenheitsgefühl im Auge	125	Zungenbrennen	119

PRÄPARATE - VERZEICHNIS

Präparate-Kompositionen ohne nähere Angaben sind von den Autoren erprobte und empfohlene Mischungen; diese können ohne Rezept in der Apotheke bestellt werden. Die Bezeichnung *aa* in einer Komposition dient dem Apotheker als Hinweis, daß die Mischung *zu gleichen Teilen* zusammenzustellen ist. Die *Zusammensetzung* eines Präparates ist jeweils kleingedruckt zwischen Klammern aufgeführt.

Abrotanum 10%, D1

Abrotanum D2 / Cina D3 aa

Absinthium D1 / Resina Laricis D3 aa

Aconitum Napellus 5%, D6, D20

Aconitum Napellus D4 / Arnica D2 / Bryonia D3
(Aconitum Napellus, Planta tota, Rh D4 / Arnica, Planta tota, Rh D2 / Bryonia, Radix, Rh D3 [Endgehalt])

Aconitum Napellus 0,05% / Bryonia D3
(Aconitum Napellus, Planta tota, Rh 0,05% / Bryonia, Radix, Rh D3 [Endgehalt])

Aconitum / Nicotiana comp.
(Aconitum Napellus, Tuber 5% / Tabacum, Folium 10% / Oleum aethereum Rosmarini 10% aa)

Aesculus D1 / Borago D2 / Hamamelis D3 / Kalmia latifolia D2 / Paeonia officinalis D1 / Spartium scoparium D3 / Skorodit D10 aa

Aknedoron
(Aqua Hamamelidis 5% / Calendula, Herba recens 2,5% / Chamomilla, Herba recens 2,5% / Echinacea, Planta tota recens 16,7% / Sulfur 1% / Ol. aetherea 0,3% / Ol. Jojobae 7% / Excip. ad Lotionem [Alkohol 14,5%])

Allium sativum D3

Amara-Tropfen, Weleda
(Absinthium, Herba recens, 0,5% / Cichorium, Planta tota recens 2% / Erythraea Centaurium, Herba recens 0,25% / Gentiana lutea, Radix recens 2,5% / Imperatoria Ostruthium, Rhizoma recens 0,5% / Juniperus communis, Summitates siccae 0,05% / Millefolium, Herba sicca 2% / Salvia officinalis, Folium siccum 1% / Taraxacum, Planta tota recens 2% / Excip. ad Guttas)

Amygdalae amarae 15%

Anaemodoron / Gentiana lutea D2

Anis-Pyrit D3
(Anis-Pyrit 100%: Pimpinella Anisum, Fructus tostus / Pyrit / Saccharum tostum aa)

Anisum comp.
(Carum Carvi, Fructus, Decoctum D2 / Foeniculum, Fructus, Decoctum D2 / Pimpinella Anisum, Fructus, Decoctum D2 / Urtica dioica Ferro culta, Herba, Rh 1% aa)

Apatit / Phosphorus comp. S
(Apatit D8 2 Teile / Phosphorus D6 1 Teil)

Apatit / Phosphorus comp. K
(Apatit D8 / Cucurbita, Flos D4 / Ferrum sidereum D20 / Phosphorus D6 aa)

Apis D6, D30

Apis D3 / Belladonna D3
(Apis D3 / Belladonna, Planta tota, Rh D3 [Endgehalt])

Apis D3 / Belladonna D4 / Bryonia D3 / Spongia tosta D3 aa

Apis D3 cum Levistico
(Apis D2 10 g / Mucilago Levistici D2 10 g / Excip. ad 100 g)

Archangelica 5%, D3

Argentit D6

Argentum 0,1%, D6, D20, D30

Argentum D8 / Bryophyllum Argento cultum 0,1%

Arnica D3, D4, D30

Arnica D3 / Cepa D3 / Symphytum D3 aa

Arnica comp. / Apis
(Unguentum: Aconitum Napellus, Planta tota recens 1% / Apis 1% / Arnica, Planta tota recens 3,5% / Betula, Folium recens 2% / Mandragora, Radix sicca, Decoctum 0,3% / Oleum aethereum Rosmarini 1% / Excip. ad Unguentum)

Arnica comp. / Formica
(Aconitum Napellus, Planta tota recens 1% / Arnica, Planta tota recens 3,5% / Betula, Folium recens 2% / Formica 1% / Mandragora, Radix sicca, Decoctum 0,3% / Oleum aethereum Rosmarini 1% / Excip. ad Unguentum)

Arnica-Essenz, Weleda
(Arnica, Planta tota recens 20% / Excip. ad Solutionem)

Arnica-Salbe, Weleda
(Arnica, Planta tota recens 20% / Oleum Arachidis / Aethanolum dilutum / Cera flava / Adeps Lanae)

Arsenicum album D6

Aufbaukalk 1 und 2, Weleda
(Aufbaukalk 1: Apatit D5 10 g / Cucurbita, Flos recens D2 10 g / Amylum Tritici 15 g / Saccharum Lactis ad 100 g)
(Aufbaukalk 2: Conchae 5 g / Quercus, Extractum Corticis D3 10 g / Amylum Tritici 15 g / Saccharum Lactis ad 100 g)

Aurum D5, D10

Aurum D10 / Stibium D8 aa

Avena sativa comp.
(Avena sativa, Herba 50% 5 Teile / Coffea tosta, Decoctum D60 3 Teile / Humulus Lupulus, Fructuarium D2 2 Teile / Passiflora, Herba D1 5 Teile / Valeriana, Rhizoma 20% 5 Teile)

Barium citricum D6

Basilicum comp.
(Basilicum, Herba 5% 1 Teil / Carbo Betulae D6 2 Teile / Carum Carvi, Fructus, Decoctum 5% 1 Teil / Cichorium, Planta tota, Decoctum, Rh 5% 1 Teil / Cochlearia officinalis, Herba 5% 1 Teil / Pankreas D4 2 Teile / Platinum naturale D10 2 Teile / Saccharum tostum D6 2 Teile)

Belladonna 1%, D4, D6

Belladonna D6 / Lachesis D12 aa

Belladonna D3 / Oxalis D3 aa
(Belladonna, Planta tota, Rh D3 / Chelidonium, Rhizoma, Rh D3 / Oxalis, Folium, Rh D3 / Papaver somniferum, Fructus D3 aa)

Berberis 10%

Berberis / Prunus
(Äußerlich: Berberis, Fructus 20% / Prunus spinosa, Fructus 20% aa)

Berberis, Radix D3 / Hypericum D3 aa

Berberis D3 / Bryophyllum Argento cultum 0,1% / Hypericum D3 / Kalium phosphoricum D5 aa

Beruhigungs- und Schlaftee Malvon, Weleda
(Lavandula, Flos 20% / Malva, Flos 60% / Valeriana, Rhizoma 20%)

Betula D3

Biodoron 5%
(1 Tablette enthält: 10 mg Biodoron 100% [entsprechend 3,58 mg Ferrum sulfuricum anhydr. bzw. 1,3 mg Fe und 1,6 mg Quarz] / Excip. q.s.)

Biodoron 150 mg
(1 Kapsel enthält: 150 mg Biodoron 100% [entsprechend 53,7 mg Ferrum sulfuricum anhydr. bzw. 20 mg Fe und 24 mg Quarz] / Excip. q.s.)

Birken-Elixier, Weleda
(Decoctum Folii Betulae 31% / Succus Citri recens 6% / Saccharum Sacchari 63%)

Birkenherb, Weleda
(Decoctum Folii Betulae 94% / Succus Citri recens 6%)

Bismutum 2% / Hyoscyamus 5% aa
(Bismutum metallicum 2% / Hyoscyamus, Herba, Rh 5% aa)

Bolus-Gurgelpulver, Weleda
(Apis D3 [0,1%] / Belladonna, Planta tota recens D3 [0,1%] / Eucalyptus, Folium siccum D3 [0,1%] / Bolus alba ad Pulverem gargarismaticum)

Borago 20%

Bryonia D6

Bryonia 5% / Stannum 0,4% aa

Bryophyllum 50%

Calendula D4

Calendula-Essenz, Weleda
(Calendula, Herba recens 20% / Alkohol 45% / Excip. ad Solut.)

Calendula-Salbe, Weleda
(Calendula, Herba recens 10% / Adeps Lane / Cera flava / Alkohol 9% / Excip. ad Unguentum)

Cantharis D4, D6

Cantharis D10 / Equisetum arvense D10 aa

Capsella Bursa-pastoris D1, D3

Carbo Betulae D3, D6

Carbo Betulae 5% / Sulfur 1%
(Carbo Betulae 5% / Sulfur 1% [Endgehalt])

Carduus Marianus D1

Carduus Marianus D1 / Chelidonium D1 / Digestodoron / Onopordon, Folium D1 / Taraxacum D1 / Urtica dioica D1 aa

Cardiodoron
(Hyoscyamus, Herba recens 0,1% / Onopordon, Flos recens 2,5% / Primula officinalis, Flos recens 2,5% / Excip. ad Guttas)

Carvon
(1 Tablette enthält: Carbo Betulae 10 mg / Oleum aethereum Carvi 2 mg / Excip. ad 200 mg)

Cassis-Preiselbeer-Elixier
(Fruchtsäfte von Cassis 19,2%, Preiselbeere 6,4%, Eberesche 6,4% und Schlehe 6,4% / Rohrzucker 61,6%)

Cassis-Preiselbeer-Ursaft, Weleda
(Cassis-Fruchtsaft 60,4% / Preiselbeer-Fruchtsaft 19,8% / Schlehen-Fruchtsaft 9,9% / Ebereschen-Fruchtsaft 9,9%)

Causticum D4

Chamomilla D3, D4

Chamomilla comp.
(1 Zäpfchen enthält: Argentum metallicum praeparatum D19 20 mg / Belladonna, Planta tota, Rh D3 20 mg / Chamomilla, Radix, Decoctum D3 20 mg / Echinacea, Planta tota 45% 200 mg / Papaver somniferum, Fructus D3 20 mg / Excip. q.s.)

Chamomilla Cupro culta 0,1%

Chelidonium D4

China D4

Choleodoron
(Chelidonium, Rhizoma recens 2,5% / Curcuma, Rhizoma siccum 2,5% / Excip. ad Guttas)

Cichorium D3

Cineraria maritima D3

Citrus-Cydonia
(Citrus Medica, Fructus D3 / Cydonia, Fructus D3 [Endgehalt])

Citrus-Hautcrème, Weleda
(Calendula / Chamomilla / Rosmarinus / Viola tricolor / Aetherolea [Citri, Aurantii et al.] / Benzol / Adeps Lanae / Amygdalae Oleum / Glycerolum / Excip. ad Emulsionem)

Colchicum D4 / Sabina D4
(Colchicum, Tuber, Rh D3 / Sabina, Summitates D4 [Endgehalt])

Coldcream, Weleda
(Aetherolea [Aurantii, Rosae et al.] / Cera flava / Amygdalae Oleum / Excip. ad Emulsionem)

Combudoron-Konzentrat
(Arnica, Planta tota recens 2,5% / Urtica urens, Herba recens 47,5% / Excip. ad Solutionem)

Combudoron-Salbe
(Urtica urens, Herba 4,75% / Arnica, Planta tota 0,25% / Adeps Lanae / Alcoholes Lanae / Excip. ad Unguentum)

Combudoron-Spray
(Urtica urens, Herba recens 9,5% / Arnica, Planta tota recens 0,5% / Alkohol 15%))

Conchae / Quercus comp. S
(Conchae D10 / Quercus, Extractum Corticis D4 / Stannum metallicum praeparatum D10 aa)

Conchae / Quercus comp. K
(Conchae D6 / Quercus, Extractum Corticis D6 aa)

Corallium comp.
(Corallium rubrum 0,1% / Ossa 1% / Tormentilla, Rhizoma siccum, Decoctum 2,5% / Excip. ad Unguentum)

Cuprum 0,1%, 0,4%

Cuprum 0,1% / Tabacum 1%

Cuprum 0,1% / Tabacum D6 aa

Cuprum aceticum D3

Cuprum sulfuricum D4

Cuprum sulfuricum D4 / Membrana Sinus frontalis D5 aa

Dermatodoron
(Dulcamara, Flos recens 5% / Lysimachia Nummularia, Herba recens 5% / Excip. ad Guttas)

Digestodoron
(Aspidium Filix-mas, Folium recens 4% / Polypodium, Folium recens 1% / Pteridium aquilinum, Folium recens 4% / Scolopendrium, Folium recens 1% / Salix alba, Folium recens 2% / Salix purpurea, Folium recens 2% / Salix viminalis, Folium recens 4% / Salix vitellina, Folium recens 2% / Excip. ad Guttas)

Edeltannen-Bademilch, Weleda
(Abietes Aetheroleum / Sapo vegetabilis / Aqua)

Equisetum arvense 10%, D6

Equisetum / Serum Lactis
(Equisetum arvense D3 mit Molke nach speziellem Verfahren hergestellt)

Equisetum cum Sulfure tostum D15
(Equisetum cum Sulfure tostum 100%: Equisetum arvense, Herba tosta 99 Teile / Sulfur 1 Teil)

Euphrasia 30%

Euphrasia-Augentropfen, Weleda
(Euphrasia, Planta tota D3 mit 15 mg/g Kaliumnitrat isotonisiert, oligodynamische Silberkonservierung)

Ferrum hydroxydatum D3

Ferrum phosphoricum D6, D8

Ferrum pomatum D1

Ferrum rosatum D3 / Graphit D15
(Ferrum rosatum D3 / Graphit D15 [Endgehalt])

Ferrum sidereum D10, D20

Ferrum sidereum D10 / Pankreas D3 aa

Ferrum sidereum D10 / Pankreas D6 aa

Ferrum ustum comp.
(Ferrum ustum D3 / Nontronit D3 / Pimpinella Anisum, Fructus sicc. 100%/ Urtica dioica, Herba sicca D4 aa)

Fluorit D6, D12

Fussbalsam, Weleda
(Calendula / Myrrha / Aetherolea / Adeps Lanae / Olivae Oleum / Excip. ad Emulsionem)

Gelsemium D6

Gencydo 1%
(Succus Citri 1% / Succus Cydoniae 1% / Excip. ad Solutionem injectabilem)

Gencydo 3%
(Succus Citri 3% / Succus Cydoniae 1% / Excip. ad Solutionem injectabilem)

Gentiana lutea 5%, D3

Gramen, Flos 20%

Haarwasser, Weleda
(Cochlearia Armoracia / Sedum acre / Aetherolea / Ethanolum / Excipientia)

Hamamelis, Folium 20%

Hämorrhoidal-Suppositorien, Weleda
(1 Zäpfchen [à 2 g] enthält: Aesculus, Cortex siccus, Decoctum 20 mg / Hamamelis, Folium siccum 10 mg / Sibium metallicum praeparatum 8 mg / Excip. q.s.)

Heilsalbe, Weleda
(Balsamum peruvianum 0,7% / Calendula, Herba recens 3% / Mercurialis perennis, Planta tota recens 5% / Oleum Jecoris 5% / Adeps Lanae / Cera flava / Excip. ad Unguentum)

Hepar Sulfuris D6

Hepatodoron
(1 Tablette enthält: Fragaria vesca, Folium siccum 40 mg / Vitis vinifera, Folium siccum 40 mg / Excip. ad 200 mg)

Hippophan, Weleda Sanddorn-Tonicum
(Succus Hippophaës [Saft und Mark der Sanddorn-Beeren] 47,6% / Saccharum Sacchari 52,4%)

Hustenelixier, Weleda
(Althaea, Radix sicca 0.6% / Drosera, Planta tota recens 0,03% / Dulcamara, Stipites sicci 0,15% / Ipecacuanha, Radix sicca 0,01% / Marrubium album, Herba sicca 0.35% / Pimpinella Anisum, Fructus siccus 0.5% / Pulsatilla, Planta tota recens 0,00001% / Thymus vulgaris, Herba sicca 3,2% / Extractum Malti 5% / Excip. ad Sirupum)

Hustentee Sytra, Weleda
(Althaea, Radix 10% / Cetraria islandica [Lichen islandicus] 20% / Pimpinella Anisum, Fructus 10% / Prunus spinosa, Flos 30% / Sambucus nigra, Flos 30%)

Hustentropfen Doron, Weleda
(Aqua Laurocerasi 11,8% / Spiritus Melissae comp. Weleda 88,2% [Cortex Cinnamomi, Flos Caryophylli, Folium Melissae, Fructus Coriandri, Oleum aethereum Citri, Radix Angelicae, Semen Myristicae])

Hyoscyamus D4

Hypericum 30%, D2

Hypericum Auro cultum 0,1%

Ignatia D4, D6

Infludo
(Aconitum Napellus, Planta tota recens D3 30 g / Bryonia, Radix recens D2 6 g / Eucalyptus, Folium siccum D2 5 g / Eupatorium perfoliatum, Herba recens D2 4 g / Phosphorus D4 10 g / Sabadilla, Semen siccum D3 10 g / Excip. ad 100 g)

Infludoron
(100g Globuli enthalten: Aconitum Napellus, Planta tota recens D4 1,0 g / Bryonia, Radix recens D1 0,6 g / Eucalyptus, Folium siccum D1 0,5 g / Eupatorium perfoliatum, Herba recens D1 0,4 g / Ferrum phosphoricum D6 1,0 g / Sabadilla, Semen siccum D1 0,1 g)

Juglans regia

Kalium bichromicum D5

Kalium phosphoricum D6

Kalium sulfuratum 30%

Kalium / Teucrium comp.
(Kalium carbonicum D5 / Kalium sulfuricum D5 / Scordium, Herba D5 aa)

Kassiterit 0,1%

Kastanien-Haartonicum, Weleda
(Kastanien-Auszug [1:2,5] 6 g / Rosmarin-Auszug [1:2,5] 6 g / Löffelkraut-Auszug [1:2,5] 4 g / Weidenrinde-Auszug [1:10] 4 g / Arnicatinktur 4 g / Spanischpfeffertinktur 4 g / Cepa D2 10 g / Rechtsmilchsäure 0,2 g / Tannin 0,125 g/ Excip. ad 100 g)

Kieserit D20

Kräuter-Abführtabletten, Weleda
(1 Tablette enthält: Carum Carvi, Fructus siccus 9 mg / Caryophylli 9 mg / Erythraea Centaurium, Herba sicca 14 mg / Mentha piperita, Folium siccum 14 mg / Millefolium, Herba sicca 18 mg / Nectar Hoyae carnosae 0,02 mg / Pimpinella Anisum, Fructus siccus 26 mg / Senna, Folium siccum 90 mg / Excip. ad 210 mg)

Lappa major 20%

Lavendel-Bademilch, Weleda
(Aetherolea [Lavandulae et al.] / Sapo vegetabilis / Aqua)

Levico D3

Levisticum D3

Lycopodium D12

Magnesit D6

Majorana 10%

Majorana / Melissa
(1 Vaginaltablette enthält: Majorana, Herba sicca 50 mg / Melissa, Folium siccum 50 mg / Excip. q.s.)

Mandragora 5%

Mandragora comp.
(Arnica, Planta tota, Rh D15 / Betula, Folium, Decoctum, Rh D3 / Equisetum arvense, Herba, Decoctum, Rh D15 / Formica D10 / Mandragora, Radix, Decoctum D3 / Meniscus Genus D6 aa)

Marmor D6 / Stibium D6 aa
(Marmor D6 / Stibium metallicum praeparatum D6 aa)

Massageöl mit Arnica, Weleda
(Arnica / Betula / Lavandulae Aetheroleum / Rosmarini Aetheroleum / Olivae Oleum / Arachidis Oleum / Excip.)

Mel D3

Melissengeist, Weleda
(Spiritus Melissae comp. ex: Cortice Cinnamomi sicco 1,5 g, Flore Caryophylli sicco 0,65 g, Folio Melissae sicco 4,5 g, Fructu Coriandri sicco 0,75 g, Oleo aethereo Citri 0,06 g, Radice Angelicae sicca 1,1 g, Semine Mystisticae sicco 2,2 g; Aethanolium 55%, Aqua ad 100 g)

Menodoron
(Capsella Bursa-pastoris, Herba sicca 3% / Majorana, Fructus siccus 6% / Millefolium, Flos siccus 4% / Quercus, Cortex siccus 5% / Urtica dioica, Flos siccus 2% / Excip. ad Guttas)

Mercurius cyanatus D4

Mercurius vivus naturalis D15

Mixtura Stanni comp.
(Acidum nitricum 0,23% / Alumen 0,1% / Cuprum 0,0002% / Stannum 0,2%, Excip.)

Myristica sebifera D4

Nausyn
(1 Tablette enthält: Cocculus, Fructus D4 66 mg / Ipecacuanha, Radix D4 66 mg / Nux vomica, Semen D10 66 mg / Excip. ad 210 mg)

Nux vomica D6

Oleum aethereum Lavandulae 10%

Oleum lactagogum
(Oleum aethereum Carvi 10% / Weleda Massageöl mit Arnica [Arnica, Flos, Betula, Folium, Oleum aethereum Lavandulae; Oleum aethereum Rosmarini; Oleum vegetabile] 90%)

Olivenit D6

Ovarium 0,1%

Oxalis 10%, 20%

Pertudoron
(Belladonna, Planta tota D3 100 mg / China, Cortex D3 100 mg / Coccus Cacti D3 100 mg / Drosera, Planta tota D1 50 mg / Ipecacuanha, Radix D3 100 mg / Mephitis putorius D5 100 mg / Veratrum album, Rhizoma D3 100 mg / Excip. ad Solutionem pro 1 g corresp. - Enthält 40% Alkohol.)

Pflanzen-Zahncrème, Weleda
(Citri Succus / Ratanhia / Myrrha / Aetherolea [Menthae pip. et al.] / Liquiritiae Extractum ammoniatum / Glycerolum / Excipientia)

Phosphorus 0,1%, D6

Phosphorus D5 / Tartarus stibiatus D3
(Phosphorus D5 / Tartarus stibiatus D3 [Endgehalt])

Plumbum mellitum D12

Prunus-Bad, Weleda

Prunus spinosa D6

Pulsatilla D6

Pulvis stomachicus cum Belladonna
(Bismutum metallicum praeparatum D6 / Graphit D2 / Sulfur D3 aa)

Pyrit D3

Pyrit D3 / Zinnober D20
(1 Tablette enthält: Pyrit D2 20 mg / Zinnober D30 180 mg / Excip. ad 210 mg)

Quarz 1%, D12, D20, D30

Quercus 20%, D1

Ratanhia-Zahncrème, Weleda
(Ratanhia / Myrrha / Aetherolea / Mentholum naturale / Liquiritiae / Extractum ammoniatum / Acidum Silicicum / Glycerolum / Calcium carbonicum / Excipientia)

Renodoron
(1 Tablette enthält: Acidum silicicum naturale / Lapis Cancri aa D15 200 mg / Excip. ad 210 mg)

Resina Laricis, 1 Teil / Oleum aethereum Terebinthinae, 4 Teile

Rheumadoron
(Aconitum Napellus, Planta tota recens D3 10 g / Arnica, Planta tota recens 50% 25 g / Betula, Folium recens 50% 12 g / Mandragora, Radix sicca D1 3 g / Excip. ad 100 g)

Rheumasalbe, Weleda
(Extr. Capsici fluid. 2% / Cepae Bulbus 2% / Camphora 5% / Oleum aeth. Pini pumilionis 1% / Oleum aeth. Abietis sibiricae 2% / Oleum aeth. Rosmarini 2% / Oleum aeth. Terebinthinae med. 10% / Terebinthina laricina 2% / Oleum Lauri 5% / Excip. [Adeps suillus, Cera flava, Ol. Olivae] ad Unguentum)

Rhus Toxicodendron D30

Rosmarin-Bademilch, Weleda
(Rosmarini Aetheroleum / Sapo vegetabilis / Aqua)

Ruta graveolens D3

Salvia officinalis

Sanddorn Ursaft, Weleda
(Saft und Mark der Sanddorn-Beeren)

Sassafras D3 / Spinacia D3 aa
(Sassafras, Lignum, Decoctum D3 / Spinacia, Radix, Decoctum D3 aa)

Schlehen-Elixier, Weleda
(Succus Pruni spinosae [Schlehen-Fruchtsaft] 37% / Succus Citri recens 3% / Saccharum Sacchari 60%)

Schlehen-Ursaft, Weleda
(Schlehen-Fruchtsaft / Zitronensaft)

Schnupfencrème, Weleda
(Berberis, Fructus recens 1% / Bryonia, Radix recens 0.01% / Echinacea, Planta tota recens 1,2% / Prunus spinosa, Fructus recens 1% / Aesculinum 0,1% / Camphora 0,012% / Oleum aethereum Eucalypti 0,4% / Oleum aethereum Menthae piperitae 0,4% / Oleum aethereum Thymi 0,012% / Excip. ad Unguentum)

Scleron
(1 Tablette enthält: Plumbum mellitum D12 [Plumbum 95%, Mel tostum 2,5%, Saccharum tostum 2,5%] 200 mg / Exip. ad 210 mg)

Senfmehl, Senfpflaster

Sepia D30

Sepia comp.
(Conchae D8 / Ignatia, Semen D5 / Sepia D5 aa)

Sole-Zahncrème, Weleda
(Solutio salina naturalis / Ratanhia / Myrrha / Aeculus / Prunus spinosa / Cinis Ari maculati / Acidum silicicum / Natrium sulfuricum / Aetherolea / Mentholum naturale / Glycerolum / Natrium bicarbonicum / Excipientia)

Spartium scoparium D3

Stannum 0,4%, D6

Staphisagria D3

Stibium 0,4%

Stibium arsenicosum D4

Stilltee, Weleda (Species lactagogae)
(Carum Carvi, Fructus 25% / Foeniculum, Fructus 25% / Pimpinella Anisum, Fructus 25% / Urtica dioica, Folium 25%)

Sulfur D4

Tartarus stibiatus D4

Thuja 20%, D6

Valeriana 60%

Vaucheria D3

Venadoron, Venen-Gel
(Cupri sulfas 3,8 mg / Hamamelidis Aqua 42,5 mg / Arnicae extracta 12,5 mg / Bardanae Radicis extractum 12,5 mg / Iridis extractum 5 mg / Pruni spinosae extracta 10 mg / Limonis Fructus extractum 61,5 mg / Limonis aetheroleum 4,5 mg / Silicii dioxidum praecipitatum 4 mg / Excip. ad Gelatum pro 1 mg)

Veratrum album D4

Veronica officinalis

Vipera Berus D12

Viscum Mali 50%

Wecesin Wundstreupuder
(Arnica, Planta tota recens 2,5% / Calendula, Herba recens 1,7% / Echinacea, Planta tota recens 1,7% / Quarz 0,1% / Stibium metallicum praeparatum 0,1% / Excip. ad Pulverem adspergendum)

Zahnfleisch-Balsam, Weleda
(Salvia off. / Symphytum / Ratanhia / Myrrha / Aetherolea [Menthae pip. et al.] / Glycerolum / Ethanolum / Excipientia)

Zincum valerianicum D6

Zinnober D20

Tees und Teemischungen, die zum Teil auch eine äußerliche Anwendung finden:

- Achillea millefolium, Herba, 4 Teile / Equisetum arvense, Herba, 4 Teile / Hypericum perforatum, Herba, 2 Teile / Ononis spinosa, Radix, 3 Teile / Petroselinum crispum, Radix, 3 Teile / Rosa canina, Fruct., 4 Teile

- Achillea millefolium, Herba, 4 Teile / Angelica archangel., Radix, 2 Teile / Carum carvi, Fruct., 1 Teil / Gentiana lutea, Fol., 5 Teile / Petroselinum crispum, Radix, 4 Teile / Trifolium album, Flos, 4 Teile

- Bärentraubenblätter

- Birkenblätter

- Brennessel

- Chamomilla vulg., Flos / Lignum Juniperi / Sambucus nigra, Flos / Urtica dioica, Fol. / Viola tricolor, Herba, aa

- Holunderblüten

- Kamillen

- Kümmel-, Anis- und Fenchel-Früchte

- Lindenblüten

- Majorana / Melissa

- Nussbaumblätter

- Salbei

- Schachtelhalm

- Schafgarbe

- Tausendgüldenkraut

Notizen

Notizen